正常画像と並べてわかる
腹部・骨盤部 MRI

ここが読影のポイント

編／扇 和之（日本赤十字社医療センター放射線科）
横手宏之（日本赤十字社医療センター放射線科）

羊土社

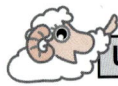 URL → http://www.yodosha.co.jp/

羊土社ホームページのご案内

▼小社発行書籍の情報が充実！キーワード検索で欲しい本がすぐに見つかる！

▼オンラインストアで簡単に，しかも速やかに書籍を購入できる！

▼ホームページでしか読めない連載記事などコンテンツ満載！

▼新刊近刊情報からお得な情報まで，いち早くお届けするメール配信サービス
「羊土社メディカルON-LINE」へのご登録はこちらから！

ぜひご活用ください！！

序

　本書は既刊の『正常画像と並べてわかる腹部・骨盤部CT』（羊土社）のMRI版として作成された．早いもので同書（CT版）の発刊から約2年が経過し，この間にいろいろな方から様々なご意見を頂き，それらを元にさらにパワーアップした内容を本書では目指した．具体的には右ページ病変画像の下段に記載されている"疾患のポイントや診断のコツ"を倍近い内容に充実させ，疾患に関して調べる本としても十分な役割を果たせるように配慮した．本のサイズはそのままで記載する量を増やしたため，その分文字が小さくなってしまったが，その点は何卒ご容赦いただきたい．それ以外にも目次の項に新たに臓器別目次を設けたり，巻末の索引用語数を飛躍的に増大させるなどの改良を加えている．また「正常画像と並べてわかる腹部・骨盤部CT」と同じ"腹部・骨盤部領域"ではあるが，MRIが得意とする疾患を中心に組み立ててあるためCTシリーズでは取り扱わなかった多くの疾患を新たに掲載しており，本書とCT版の両方が揃ってはじめて腹部・骨盤部領域の疾患が完全網羅できるようになっている．また右ページ下段の"疾患のポイントや診断のコツ"は専門家の方にも役立つような一歩踏み込んだ内容も今回は執筆してあるため，そのような内容，すなわち臨床的には重要でMRIを専門とする，あるいはその領域（婦人科，消化器etc...）を専門とする臨床医の方は理解すべき内容であるが，初学者の方にとってはやや難解で読み飛ばしても良いと思われるような記述内容については（やや難易度高）のマーク表示を行った．

なお個人情報保護の重要性が強調されている昨今の事情に配慮し，症例の年齢，性別，臨床経過/病歴などの情報はどうしても必要である場合を除き記載していない．

本書は1冊で正常解剖アトラス（左ページ），疾患アトラス（右ページ），正常と異常の対比アトラス（左ページと右ページの比較）という3役をこなしている．左ページ正常画像を眺めながら右ページ病変画像の所見のポイントをつかみ，そして右ページ下段の"疾患のポイントや診断のコツ"にてその疾患のminimum essentialを学び取っていただければ幸いである．基本的には研修医や若手の先生方が読まれることを念頭に置いて執筆させていただいたが，コメディカルの方，あるいは臨床家として既に研鑽を積まれた先生方にもご自分の知識の復習とリフレッシュの材料としてご使用いただければ幸いである．

最後に共に編集・執筆作業を行ってくれた当院放射線科の横手宏之 先生，山下晶祥 先生，瀬浦宏崇 先生（現 大阪市立大学放射線医学教室），これらの作業を暖かく見守ってくださった古川 隆 部長，ならびに今回の発刊にご尽力いただいた編集部の嶋田達哉氏，吉川竜文氏はじめ羊土社の方々に厚く御礼申し上げます．

2007年4月

日本赤十字社医療センター 放射線科　扇 和之

正常画像と並べてわかる
腹部・骨盤部 MRI

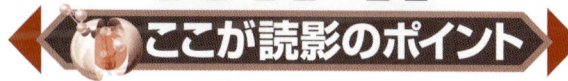

ここが読影のポイント

序	3
疾患名目次，臓器別目次	10
本書の構成，画像ページの見かた	14

序 章　MRI の基本とポイント
- 01) MRI の基本 ……………………………………………… 20
- 02) MRI の安全性 …………………………………………… 25
- 03) MRI vs. CT ……………………………………………… 29

第 1 章　腹部 T2 強調横断像
- 01) 心膜嚢胞 (pericardial cyst) ……………………………… 34
- 02) 限局性結節性過形成 (FNH) ……………………………… 36
- 03) 肝内胆管癌 (cholangioma) ……………………………… 38
- 04) 転移性副腎腫瘍 (adrenal metastasis) …………………… 40
- 05) 肝嚢胞 (liver cyst) ……………………………………… 42
- 06) 胆嚢結石 (GB stone)，総胆管結石 (CBD stone) ……… 44

07) 膵癌 (pancreas carcinoma) ……………………………… 46
08) 肝血管腫 (hepatic hemangioma) ……………………… 48
09) 急性胆嚢炎 (acute cholecystitis) ……………………… 50
10) 胆嚢癌 (gallbladder carcinoma) ……………………… 52
11) 傍腎盂嚢胞 (parapelvic cyst) ………………………… 54
12) 限局性腎実質菲薄化 (focal renal parenchymal thinning) … 56
13) 馬蹄腎 (horseshoe kidney) …………………………… 58

第2章　腹部T1強調横断像

01) 食道重複嚢胞 (esophageal duplication cyst) ………… 62
02) 転移性肝腫瘍 (metastatic liver tumor) ……………… 64
03) 肝細胞癌 (hepatocellular carcinoma：HCC) ………… 66
04) 肝硬変 (liver cirrhosis) ………………………………… 68
05) 脾腫 (splenomegaly), 門脈圧亢進症 (portal hypertension) 70
06) 腎嚢胞 (renal cyst) …………………………………… 72
07) 腎細胞癌 (renal cell carcinoma：RCC) ……………… 74
08) 腎血管筋脂肪腫 (angiomyolipoma of the kidney) …… 76
09) 悪性リンパ腫 (malignant lymphoma) ………………… 78
10) 多嚢胞腎 (polycystic kidney：PCK) ………………… 80
11) 傍神経節腫 (paraganglioma) ………………………… 82

第3章　腹部T2強調冠状断像

01) 胆嚢腺筋腫症 (adenomyomatosis of the gallbladder) …… 86
02) 大網嚢腫 (omental cyst) ……………………………… 88
03) 肝内結石 (intrahepatic bile duct stone：IHBD stone) … 90
04) 胆管周囲嚢胞 (peribiliary cyst) ……………………… 92

Contents

- 05）膵管内乳頭状粘液産生腫瘍（IPMN） ……………… 94
- 06）腫瘤形成性膵炎 …………………………………… 96
- 07）膵胆管合流異常 …………………………………… 98
- 08）腎外腎盂（extrarenal pelvis） …………………… 100
- 09）原発性アルドステロン症（primary aldosteronism） …… 102
- 10）水腎症（hydronephrosis） ………………………… 104
- 11）原発性硬化性胆管炎（PSC） ……………………… 106
- 12）acquired renal cystic disease（ARCD） ………… 108

第4章　男性骨盤 T2 強調横断像

- 01）重複腎盂尿管（duplication of renal pelvis and ureter） …… 112
- 02）腹壁瘢痕ヘルニア（cicatrical ventral hernia） ………… 114
- 03）髄膜嚢胞（meningeal cyst） ……………………… 116
- 04）リンパ嚢腫（lymphocele または lymphocyst） ……… 118
- 05）癒着性イレウス（adhesive ileus） ………………… 120
- 06）精嚢嚢胞（seminal vesicle cyst） ………………… 122
- 07）膀胱憩室（bladder diverticulum），
  膀胱癌（bladder carcinoma） …………………… 124
- 08）前立腺癌（prostatic carcinoma），
  前立腺肥大（benign prostatic hypertrophy：BPH） …… 126

第5章　男性骨盤 T1 強調横断像

- 01）S状結腸癌（sigmoid colon carcinoma） …………… 130
- 02）直腸癌再発（recurrence of rectal carcinoma） ……… 132
- 03）精嚢出血（seminal vesicular hemorrhage） ………… 134
- 04）直腸癌（rectal carcinoma） ……………………… 136
- 05）前立腺嚢胞（prostatic cyst） ……………………… 138

第6章　女性骨盤T2強調横断像

- 01) 子宮腺筋症 (adenomyosis of the uterus) ……………… 142
- 02) Krukenberg 腫瘍 (Krukenberg's tumor) …………… 144
- 03) 子宮粘膜下筋腫 (submucosal myoma of the uterus) …… 146
- 04) T2強調低信号の充実性卵巣腫瘤 (solid ovarian mass showing low signal intensity on T2-WI) …………… 148
- 05) 傍卵巣嚢胞 (paraovarian cyst) ……………………… 150
- 06) 双角子宮 (bicornuate uterus) ………………………… 152
- 07) ナボット嚢胞 (nabothian cyst) ……………………… 154
- 08) 鼠径ヘルニア (inguinal hernia) ……………………… 156
- 09) Nuck 管水瘤 (Nuck's canal hydrocele) ……………… 158

第7章　女性骨盤T1強調横断像

- 01) 卵巣未分化奇形腫 (immature teratoma of the ovary) …… 162
- 02) 類皮嚢胞腫 (dermoid cyst) …………………………… 164
- 03) 内膜症性嚢胞 (endometrial cyst) …………………… 166
- 04) 骨盤血腫 (pelvic hematoma) ………………………… 168
- 05) 骨転移 (bone metastasis) ……………………………… 170

第8章　女性骨盤T2強調矢状断像

- 01) 卵巣機能性嚢胞 (functional cyst of the ovary) …… 174
- 02) 癌性腹膜炎 (peritonitis carcinomatosa) …………… 176
- 03) 卵巣癌 (ovarian carcinoma) …………………………… 178
- 04) 子宮頸癌 (uterine cervix carcinoma) ……………… 180
- 05) 子宮体癌 (endometrial carcinoma) ………………… 182
- 06) 子宮漿膜下筋腫 (subserosal myoma of the uterus) …… 184

07）バルトリン腺嚢胞（Bartholin's gland cyst） ……… 186
08）卵巣粘液性嚢胞腺腫（mucinous cystadenoma of the ovary）
                                                     188
09）卵巣出血（ovarian hemorrhage） ……… 190

第9章　女性骨盤T1強調矢状断像
01）侵入奇胎（invasive mole of the uterus） ……… 194
02）子宮悪性リンパ腫（malignant lymphoma of the uterus）… 196
03）子宮瘤水腫（hydrometra of the uterus） ……… 198

第10章　特殊なMRI撮像法
01）MRCP ……… 202
02）MRA ……… 207
03）MR urography ……… 211
04）躯幹部拡散強調画像 ……… 213
05）SPIO-MRI ……… 216

附 表 ……… 218

参考書籍 ……… 220

索 引 ……… 221

子宮外妊娠　　　　171　　peritoneal inclusion cyst 189

疾患名目次

正常変異
腎外腎盂 　　　　　　　　　100

先天異常
pancreas divisum 　　　　　205
膵胆管合流異常 　　　　　　98
双角子宮 　　　　　　　　　152
重複腎盂尿管 　　　　　　　112

感染・炎症性病変
急性胆嚢炎 　　　　　　　　50
原発性硬化性胆管炎 　　　　106
腫瘤形成性膵炎 　　　　　　96

結石症
肝内結石 　　　　　　　　　90
総胆管結石 　　　　　　　　44
胆嚢結石 　　　　　　　　　44

腫瘍性病変
Krukenberg 腫瘍 　　　　　144
Nuck 管水瘤 　　　　　　　158
S 状結腸癌 　　　　　　　　130
T2 強調低信号の
　充実性卵巣腫瘍 　　　　　148
悪性リンパ腫 　　　　　　　78
肝血管腫 　　　　　　　　　48
肝細胞癌 　　　　　　　　　66
癌性腹膜炎 　　　　　　　　176
肝内胆管癌 　　　　　　　　38
限局性結節性過形成 　　　　36
原発性アルドステロン症 　　102
骨転移 　　　　　　　　　　170
子宮悪性リンパ腫 　　　　　196
子宮頸癌 　　　　　　　　　180
子宮漿膜下筋腫 　　　　　　184
子宮体癌 　　　　　　　　　182
子宮粘膜下筋腫 　　　　　　146
腎血管筋脂肪腫 　　　　　　76
腎細胞癌 　　　　　　　　　74
侵入奇胎 　　　　　　　　　194
膵癌 　　　　　　　　　　　46
膵管内乳頭状粘液産生腫瘍
　　　　　　　　　　　　　94
前立腺癌 　　　　　　　　　126
前立腺肥大 　　　　　　　　126
胆嚢癌 　　　　　　　　　　52
直腸癌 　　　　　　　　　　136
直腸癌再発 　　　　　　　　132
転移性肝腫瘍 　　　　　　　64
転移性副腎腫瘍 　　　　　　40
膀胱癌 　　　　　　　　　　124

Contents

傍神経節腫	82
卵巣癌	178
卵巣粘液性嚢胞腺腫	188
卵巣未分化奇形腫	162
類皮嚢胞腫	164

嚢胞性病変

acquired renal cystic disease	108
peritoneal inclusion cyst	189
肝嚢胞	42
食道重複嚢胞	62
腎嚢胞	72
心膜嚢胞	34
髄膜嚢胞	116
精嚢嚢胞	122
前立腺嚢胞	138
大網嚢腫	88
多嚢胞腎	80
胆管周囲嚢胞	92
内膜症性嚢胞	166
ナボット嚢胞	154
バルトリン腺嚢胞	186
傍腎盂嚢胞	54
傍卵巣嚢胞	150
卵巣機能性嚢胞	174
リンパ嚢腫	118

血管性病変

骨盤血腫	168
精嚢出血	134
門脈圧亢進症	70
卵巣出血	190

イレウス・ヘルニア

鼠径ヘルニア	156
腹壁瘢痕ヘルニア	114
癒着性イレウス	120

その他

肝硬変	68
限局性腎実質菲薄化	56
子宮外妊娠	171
子宮腺筋症	142
子宮瘤水腫	198
水腎症	104
胆嚢腺筋腫症	86
馬蹄腎	58
脾腫	70
膀胱憩室	124

臓器別目次

肝

肝血管腫	48
肝硬変	68
肝細胞癌	66
肝内結石	90
肝内胆管癌	38
肝嚢胞	42
限局性結節性過形成	36
転移性肝腫瘍	64

胆道

急性胆嚢炎	50
原発性硬化性胆管炎	106
膵胆管合流異常	98
総胆管結石	44
胆管周囲嚢胞	92
胆嚢癌	52
胆嚢結石	44
胆嚢腺筋腫症	86

膵

腫瘤形成性膵炎	96
膵癌	46
膵管内乳頭状粘液産生腫瘍	94
膵胆管合流異常	98

脾・肝外門脈

脾腫	70
門脈圧亢進症	70

副腎

転移性副腎腫瘍	40
原発性アルドステロン症	102

腹膜・後腹膜・消化管

peritoneal inclusion cyst	189
S状結腸癌	130
癌性腹膜炎	176
食道重複嚢胞	62
鼠径ヘルニア	156
大網嚢腫	88
直腸癌	136
直腸癌再発	132
腹壁瘢痕ヘルニア	114
傍神経節腫	82
癒着性イレウス	120

腎・尿管・膀胱

acquired renal cystic disease	108
限局性腎実質菲薄化	56
腎外腎盂	100

Contents

腎血管筋脂肪腫	76
腎細胞癌	74
腎嚢胞	72
水腎症	104
多嚢胞腎	80
重複腎盂尿管	112
馬蹄腎	58
膀胱癌	124
膀胱憩室	124
傍腎盂嚢胞	54

血管・リンパ系

悪性リンパ腫	78
リンパ嚢腫	118

骨盤・生殖器

Krukenberg 腫瘍	144
Nuck 管水瘤	158
T2 強調低信号の充実性卵巣腫瘤	148
骨盤血腫	168
子宮悪性リンパ腫	196
子宮外妊娠	171
子宮頸癌	180
子宮漿膜下筋腫	184
子宮腺筋症	142
子宮体癌	182
子宮粘膜下筋腫	146
子宮留水腫	198
侵入奇胎	194
精嚢出血	134
精嚢嚢胞	122
前立腺癌	126
前立腺嚢胞	138
前立腺肥大	126
双角子宮	152
内膜症性嚢胞	166
ナボット嚢胞	154
バルトリン腺嚢胞	186
傍卵巣嚢胞	150
卵巣癌	178
卵巣機能性嚢胞	174
卵巣出血	190
卵巣粘液性嚢胞腺腫	188
卵巣未分化奇形腫	162
類皮嚢胞腫	164

その他

骨転移	170
心膜嚢胞	34
髄膜嚢胞	116

◀本書の構成▶

本書利用の手引き

　各見開き2ページはタイトルが疾患名で，右ページにその病変画像を示し，左ページに同じレベルの正常画像を示した．左ページの正常画像は各章ごとに連続スライスとなっており，左ページのみを閲覧していけば正常解剖アトラスとして使用できる．左ページの正常画像における解剖学用語は，なるべく基本的な用語に限定した．

　右ページの病変画像には，その画像の所見の下段に疾患のポイントや診断のコツを箇条書きで記載したが，その対象疾患以外のことについても記載したものについては別にコラムとして目次（9ページ）に一覧で示した．また臨床的には重要でMRIを専門とする，あるいはその領域（婦人科，消化器 etc...）を専門とする臨床医の方は理解すべき内容であるが，初学者の方にとってはやや難解で読み飛ばしてもよいと思われるような記述内容については (やや難易度高) のマーク表示を行った．

　腹部・骨盤部領域における基本的な疾患は概ね網羅したが，それらの疾患は目次ではページ掲載順に，疾患名目次（10ページ）では病態ごとに，また臓器別目次（12ページ）では臓器ごとにそれぞれまとめて記載し，また右ページ病変画像の右端にその疾患の臓器別分類をインデックス表示した．

　また右ページの病変画像に関しては，本画像以外に別の撮像断面や別の種類の画像が診断に必要な症例では，

本画像の下段に小さく挿入画像を設けた.

撮像条件, 造影方法について

　MRIの撮像には, 原則として1.5T（テスラ）超伝導装置を用い, フェーズトアレイコイルにて撮像している. 一部の画像ではパラレルイメージングという撮像時間を短縮する技術を併用している.

　造影は市販のGd（ガドリニウム）造影剤を被検者の体重換算にて投与量を算出し, 静注にて投与している. Gd^{3+}は金属イオンで, T1短縮効果を有するためGd造影剤にてエンハンスされた部位はT1強調画像にて高信号を呈する. 投与したGd^{3+}が検査終了後に速やかに体外に排泄されることを目的として, 錯体にてキレート化合物にしたものがGd造影剤である. ダイナミックMRIではGd造影剤をボーラス注入し, 動脈相（早期相）は30～35秒後（膵病変の場合は膵臓相として40～50秒後）, 門脈相は70～80秒後, 平衡相（遅延相）は130～150秒後に撮像している.

　また必要に応じてGd造影剤以外の薬剤を投与することもある. 例えば肝臓の腫瘍性病変に対するSPIO（第10章-05「SPIO-MRI」参照）や, MRCPの際に上部消化管信号を消去するために投与する前処置薬（第10章-01「MRCP」参照）などが代表例である.

◀ 画像ページの見かた ▶

■ 各章は撮像の種類，部位や性別で分類しました
■ 左ページには正常画像を並べ，主な解剖部位の名称を列挙しました

左ページ：正常画像

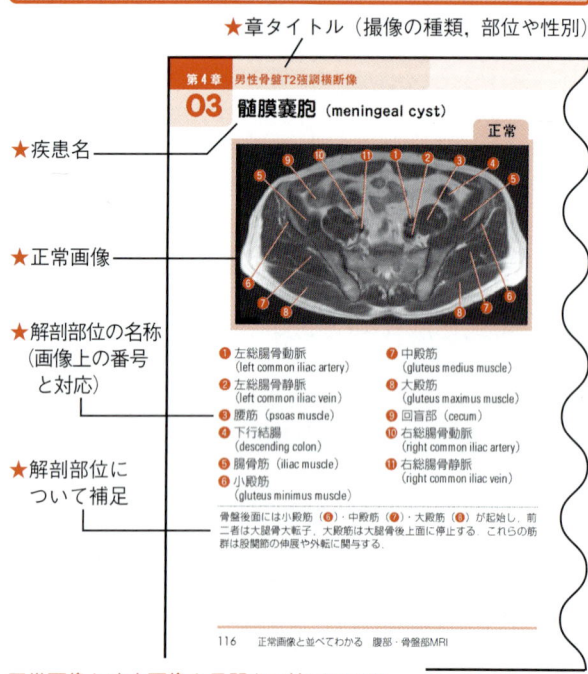

★ 章タイトル（撮像の種類，部位や性別）
★ 疾患名
★ 正常画像
★ 解剖部位の名称（画像上の番号と対応）
★ 解剖部位について補足

正常画像と病変画像を見開きで比べるから，
どこが，どうなると病変なのか，すぐにわかる！

■右ページには左ページと同じような断面で病変のある画像を並べ，病変部位を ─→ や ▶ で示しています．インデックスは病変の臓器別分類を示しています

右ページ：病変のある画像

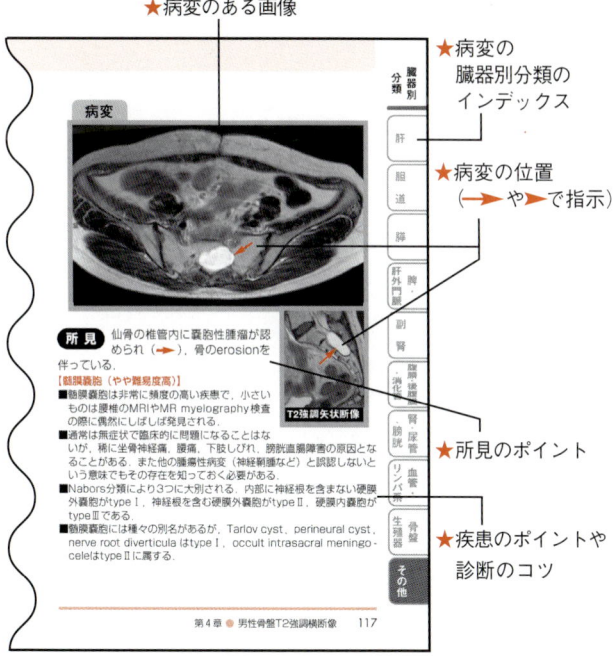

★病変のある画像

★病変の臓器別分類のインデックス

★病変の位置（─→や▶で指示）

★所見のポイント

★疾患のポイントや診断のコツ

画像ページの見かた

● 執筆者一覧 ●

編　集

扇　和之　（日本赤十字社医療センター放射線科）
横手宏之　（日本赤十字社医療センター放射線科）

執筆者（50音順）

扇　和之　（日本赤十字社医療センター放射線科）
瀬浦宏崇　（日本赤十字社医療センター放射線科）
山下晶祥　（日本赤十字社医療センター放射線科）
横手宏之　（日本赤十字社医療センター放射線科）

序章
MRIの基本とポイント

序章　MRIの基本とポイント

01 MRIの基本

① MRIって何？

　ご存じのことと思うが，MRIとはMagnetic Resonance Imaging（磁気共鳴画像）の略である．よく一般の方から「MRIって何ですか？」と聞かれたときに「磁石を使ってCTのように体の断面像を得る画像検査法ですよ」と説明するが，ほとんどのMRI装置では実際に装置内に磁石が入っている訳ではなく，コイルに電流を流して磁場を発生させている（"ほとんどの"MRI装置と述べたのは，一部に永久磁石型MRIという実際に磁石を使用しているMRI装置があるが，オープンMRIなどの特殊な目的の際にのみ用いられる）．この磁場を発生させるためのコイル電流の流し方により超電導装置と常電導装置とが存在するが，最近のMRI装置はほとんどが超電導装置である．

② T1強調画像，T2強調画像って何？

- ■ "T1強調画像，T2強調画像って何？" という前に "T1，T2って何？" ということになるが，T1は"縦緩和時間"，T2は"横緩和時間"である．さらに "縦緩和時間，横緩和時間って何？" という話になると，内容が専門的になるため興味のない方は読み飛ばしていただいて結構であるが，端的に説明すると以下のごとくとなる．
  - ● **T1（縦緩和時間）**：MRI装置の静磁場に並行な方向（縦方向）に磁化が回復していく時間である．絶対値としては磁化が約63％（正確には "$1 - 1/e$"）回復するまでの時間をmsec（ミリ秒）で表す．一般に組織のT1は数百msecくらいである．

- ●**T2（横緩和時間）**：MRI 装置の静磁場に垂直な方向（横方向）において磁化が減衰していく時間である．絶対値としては磁化が約 37％（正確には "1/e"）まで減衰するまでの時間を msec で表す．一般に組織の T2 は数十 msec くらいである．
- ■T1 強調画像では T1 が長いほど磁化の回復が遅れるため信号が低く（黒く），T2 強調画像では T2 が長いほど磁化の減衰が遅れるため信号が高く（白く）描出される．
- ■生体内では液体成分が最も T1, T2 が長いため，脳脊髄液，尿，胆汁，膵液 etc... といった液体成分は，T1 強調画像で真っ黒く（著明な低信号），T2 強調画像にて真っ白く（著明な高信号）描出される．
- ■ある臓器（例えば肝臓）に腫瘍（例えば転移性肝腫瘍）が発生した場合，腫瘍がその臓器より T1, T2 ともに長ければ腫瘍は T1 強調画像でその臓器より低信号，T2 強調画像で高信号となる．多くの病変がこの "T1 low, T2 high" というパターンを呈するため，逆に例外となるケース，すなわち "T1 high" や "T2 low" のものを覚えておくと役立つ．これに関しては以下の③にて述べる．

③ T1 強調画像で高信号，T2 強調画像で低信号を呈するもの

■T1 強調画像で高信号を呈するもの

"T1 high" に関しては 2 つ覚えておけば全体の約 9 割をカバーできる．すなわち脂肪と血腫（出血性変化）である．例えば卵巣嚢腫が T1 強調画像で高信号を呈している場合，脂

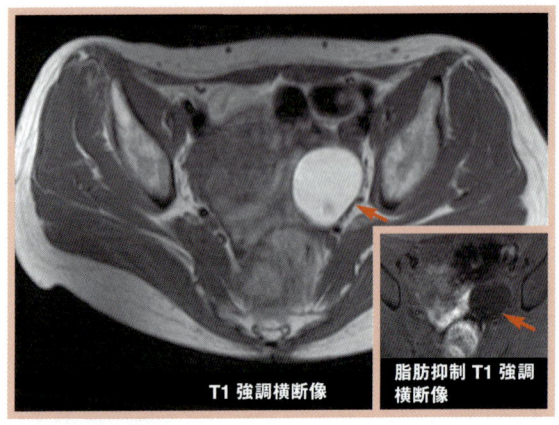

図1 ●類皮嚢胞腫
左卵巣にT1強調画像にて高信号を示す腫瘤性病変が認められ(→),脂肪抑制T1強調画像にてその高信号が抑制されている.脂肪からなる腫瘤であり類皮嚢胞腫の所見である.第7章-02「類皮嚢胞腫」と同一症例

肪か出血性変化ということで類皮嚢胞腫(dermoid cyst)か内膜症性嚢胞(endometrial cyst)が最も考えられることになる(図1).両者は脂肪抑制画像にて簡単に鑑別できるが,詳細は第7章-02「類皮嚢胞腫」および-03「内膜症性嚢胞」をご参考いただきたい.

脂肪と血腫(出血性変化)以外にT1強調画像で高信号を呈するものとしてタンパク成分に富むもの(protein-rich)

やメラニン，下垂体後葉，腸内容，淡い石灰化が生じる表面効果（surface effect），Gd（ガドリニウム）や Mn（マンガン）をはじめとした金属イオンなどがあげられる．

■ T2 強調画像で低信号を呈するもの

"T2 low" に関しては，主なものとしてまず以下の 4 つを覚えておくとよい．

a) 線維成分に富むもの（fibrous なもの）

例えば T2 強調低信号の充実性卵巣腫瘍の代表例は線維腫（fibroma）である．

b) 筋肉由来のもの

正常構造である筋肉，および筋肉由来の腫瘍（例えば子宮筋腫）は T2 強調画像で低信号を呈する（図 2）．ただし筋肉由来の腫瘍であっても腫瘍内部に変性を起こすとその部分は T2 強調画像で高信号となる（第 6 章-03「子宮粘膜下筋腫」参照）．

c) 血腫（出血性変化）

血腫（出血性変化）は T1 強調高信号であると同時に，T2 強調低信号でもある．基本的にそれらの信号変化はヘモグロビンの化学変化（血腫が酸化していく過程）に起因するもので，T2 強調低信号の血腫の方が T1 強調高信号の血腫よりもやや新しい，すなわち出血の onset からの期間が短い（詳細は 218 ページ附表を参照）．

d) 種々の沈着物

種々の沈着物，例えばヘモジデリン，アミロイド，メラニンなどは T2 強調画像で低信号を示す〔hemosiderin, amyloid,

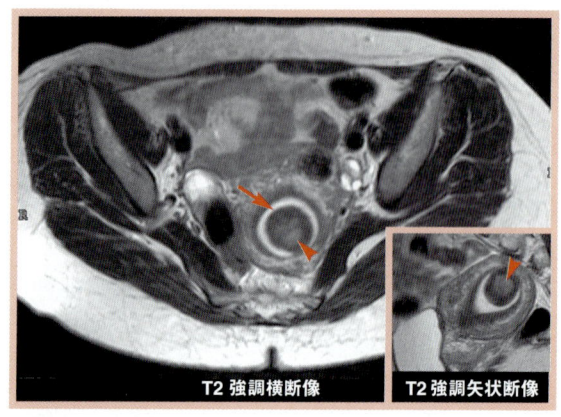

図2 ●子宮粘膜下筋腫
子宮底部に筋層から内膜に向かって突出する腫瘤が認められ，基本的にはT2強調画像にて低信号を示している（→）．腫瘤内部には，変性による淡い信号上昇を伴っている（▶）．第6章-03「子宮粘膜下筋腫」と同一症例

melaninの頭文字をとってHAM（ハム）と覚えよう！］．例えば血腫の辺縁部に生じるヘモジデリンのリム（rim）や長期透析などで生じるアミロイド沈着，メラニン色素に富むタイプのメラノーマなどはT2強調画像で低信号を示す．

　上記の4つ以外にもタンパク成分に富むもの（protein-rich），surface effectを呈さない石灰化などT2強調画像で低信号を示すものが幾つか存在する．

02 MRI の安全性

① MRI は CT よりも安全？

"MRI は X 線被曝がないので人体に優しく安全"というキャッチコピーを耳にしたことがあるが，それは本当であろうか？"X 線被曝がなくて人体に優しい"という話しは納得がいくが，トータルでみて"MRI は CT よりも安全"という点については大いに疑問が残る．これまでに CT 検査を受けてそれが原因で死亡したという例は報告がないが，MRI 検査を受けてそれが原因で死亡した例はこれまでに何例も報告されている．比較的最近の事例では，米国ニューヨーク州の病院にて男児が頭部 MRI 検査を受けている最中に看護師さんが誤って酸素ボンベを MRI 検査室内に持ち込み，強い磁力で酸素ボンベが空中を飛んで男児の頭部を直撃し，死亡したという例が記憶に新しい．

MRI の安全性に関しては，MRI に従事する放射線科医や診療放射線技師だけが知っていればよいというものではなく，MRI 検査を依頼する主治医など医療従事者全体が正しい理解をしていて初めて MRI の事故を未然に防ぐことができるといえる．MRI はある意味において"諸刃の剣"であり，"臨床的に非常に役立つ装置"であると同時に"使い方を間違えると危険な装置"でもある．このことを念頭に置いて MRI 検査を依頼する際には安全性のチェックをしっかりと行う必要がある．

それでは"安全性のチェック"というのは，体内に心臓ペースメーカなどの電子装置や磁性体などの金属がなければそれで 100％ OK なのであろうか？ 答えは"No"である．実は"強い磁場"というのは MRI がもつ 4 つの危険の中の 1 つ

に過ぎず,残りの3つの危険についてもチェックする必要がある.以下に"MRIがもつ4つの危険"を中心に述べる.

② MRIの4つ（＋1）の危険

MRIには以下のa～dの4つの危険があり,4つの危険に加え＋1つ,すなわちクエンチという事故が生じうる.

a）撮像中の磁場の変動により電流が流れる

MRIの撮像中には傾斜磁場というものを印加し,その傾斜磁場を高速で切り替える.すなわち撮像中は常に磁場が変動していることになり,磁場が変動するとファラデーの法則に従い（コイル状にループを描いた）伝導物質に電流が流れる.そのため磁性体ではなくとも電流が流れるような物質が体内に,あるいは体表に接して存在していると火傷の原因になる.この"撮像中の磁場の変動"は磁場強度変化率,あるいは磁場時間変化率と呼ばれdB/dt（ディービーディーティーと読む）と表記される.法的に一定範囲内のdB/dtであるように規制されている.

b）撮像中に照射する電磁波パルスにより人体（被検者）に熱が蓄積する

MRIの撮像中には電磁波パルスを人体に照射するが,電磁波は1つのエネルギーであるため,エネルギー保存の法則に従い電磁波エネルギーが熱エネルギーに変換されて人体（被検者）に蓄積する.MRIの検査を受けている最中に体が暖かく感じるのは（別に気持ちが緊張しているからではなく）

この熱エネルギーの蓄積による．この"撮像中の熱エネルギーの蓄積"はSAR（specific absorption rate）と表記され，法的に一定範囲内であるように規制されている．

c) 強い磁場により磁性体が動いたり，電子装置が壊れる

　ご存じのごとくMRI装置からは強い磁場が発生しているが，この強い磁場は撮像中のみならずMRI装置が据え付けられた瞬間より24時間365日発生している．とある病院にて明日から新しいMRI検査室がオープンしようというときに，お掃除の方が"MRIのお部屋を奇麗にしておこう"と親切心で掃除機をもって部屋に入ると，掃除機が空中を飛んでMRI装置にくっついたという話しもある．この"MRI装置の磁場の強さ"はT（tesla）で表記され，法的に一定範囲内であるように規制されている．

d) 騒音にさらされることで難聴を生じることがある

　MRI検査中の騒音により一過性の難聴を生じたという事例は少なからず報告されており，驚くべきことに永久難聴の報告もある．騒音が苦手な被検者には注意が必要である．ただし最近は静音化機構を備えた"静かなMRI"というものも登場しており，そのような静かなMRI装置では聴力障害を生じることはない．この"撮像中の騒音"はdB（デシベル）で表記され，法的に一定範囲内であるように規制されている．

e) クエンチ

　上記a〜dの4つの危険は法的に上限値が設定され規制

されているが，それらとは別にMRIには"クエンチ"という事故が生じうる．超電導MRI装置では超電導状態，すなわち電気抵抗がゼロになる状態をキープするために，MRI装置内はマイナス269度という超低温状態に保持されている．この超低温状態の環境を構築するために液体ヘリウムが使用されているが，何らかの原因（多くはMRI装置の据え付け時や点検時に生じる）によりこの液体ヘリウムが気化した状態がクエンチである．クエンチが生じると，気化したヘリウムが白煙となってMRI装置より舞い上がる．この白煙を体内に吸い込むと酸素欠乏により生命の危険が生じ，また皮膚に触れると凍傷を引き起こしうる．よってMRI装置には強制排気システムの設置が義務づけられており，通常はクエンチにより気化したヘリウムはMRI装置から天井にのびる煙突を通じて建物の外へと排出される．

序章 MRIの基本とポイント

03 MRI vs. CT

①ケースバイケース

　当院の放射線科にローテーションしてくる研修医から次のような質問をよく受ける．「腹部の病変を疑ったとき，MRIをオーダーしようかCTをオーダーしようかよく迷うんですが，MRIとCTとどっちが良いのでしょうか？」．それに対する私の答えはいつも同じである．「それはMRIだ」でも「それはCTだ」でもなく，「それはケースバイケースなので，一概にどちらとも言えない」である．病変の種類のみならず，その他の種々の因子に依存してMRIの方が良いかCTの方が良いかが変わってくる．さらに実際にはMRI vs. CTのみならずエコー検査など他の画像検査法も含めて方針を決める必要がある．またMRIには腹部・骨盤部領域に限ってみても通常のMRIのみならずMRCPやMR urography，SPIO-MRI，あるいは躯幹部拡散強調画像などと実に幅広い．CTにもDIC造影剤を用いたDIC-CTやその他の三次元画像といった手法がある．それらを含めて"何を選択する？"ということになれば"MRI vs. CT"の話はさらに複雑になる．強いて一言で答えを言うとすれば「わからないときは放射線科専門医に相談すると良い」ということになるが，それだけではきちんとした答えにはなっていないので，以下に一部の具体例をあげて述べてみる．

　"腹部・骨盤部領域においてMRIを選択すべきかCTを選択すべきか？"これは勿論，疾患によって異なるし，上述の如くエコー検査など他の画像検査法も絡んでくる．例えば小さな胆嚢ポリープの評価であればエコー検査のみで十分であり，MRIもCTも必要ない．膵の囊胞性腫瘍であれば第

一選択は MRCP であり，エンハンスされるような充実成分がどれくらいあるかという付加情報のため造影 CT が第二選択になるといった具合である．この際，エコー検査は健診などのスクリーニングにて最初に膵嚢胞性腫瘍が発見される"拾い上げ"の役割を果たしていることが多い．

②骨盤部では MRI が第一選択

一般に骨盤部，特に子宮，卵巣，前立腺，膀胱，陰嚢などの泌尿生殖器疾患に対しては MRI（や状況によってはエコー検査）が第一選択であり，それらの精査に CT 検査をオーダーすることは，無用な X 線被曝を回避するという観点からも慎むべきである．例えば MRI では，CT では区別できない子宮の3層構造（内膜，junctional zone，深在筋層）や前立腺の内腺／外腺の区別が明瞭につき，種々の子宮病変や前立腺癌，前立腺肥大症が早期より描出可能である（図3）．膀胱では正常筋層が T2 強調低信号域として描出されるため，膀胱癌の筋層浸潤の判断が CT よりも容易である．陰嚢においては精巣や精巣上体が MRI にて明瞭に区別して認識されるし，精巣腫瘍も早期より明瞭に描出される．また卵巣では内膜症性嚢胞における出血性変化の描出が MRI では CT よりも遥かに優れる．

③上腹部では原則として CT が第一選択

一方で肝，膵，腎，副腎を主体とした上腹部では，原則として CT が第一選択といえる．肝臓や膵臓，あるいは腎臓や副腎に性状診断が必要な腫瘤を疑った場合，まずはダイナミ

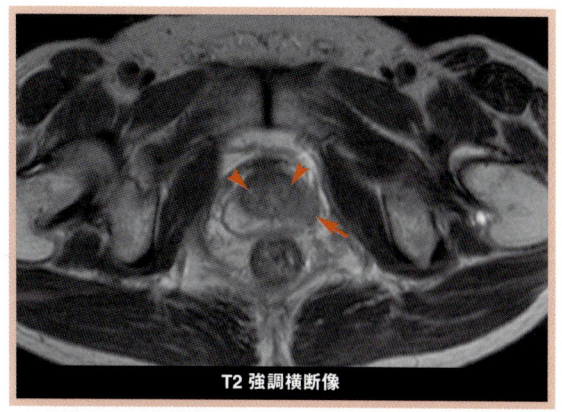

図3 ● 前立腺癌の MRI
MRI では CT とは異なり，前立腺の内腺，外腺が明瞭に区別して認識できる．本例では T2 強調画像にて高信号を示す外腺に，前立腺癌が明瞭な低信号域として描出されている（→）．CT ではこのような早期の前立腺癌を明瞭に描出することは難しい．一方で内腺は T2 強調画像にて低信号を示しており，その内部には軽度の前立腺肥大症が不均一な高信号域として認められる（▶）

ック CT を行う．ただしこれらはダイナミック MRI でもある程度は代用可能であり，またダイナミック CT とダイナミック MRI の両方を行って初めて正しい診断に導かれることもある．さらに症例によってはダイナミック MRI がダイナミック CT を上回る情報を提供してくれることもあり，多少はケースバイケース的な面も有している．

またCTがMRIよりも優れる点の一つに石灰化の検出があげられる．そのため尿路結石（特に腎結石や尿管結石）の評価にはCTが第一選択といえる．一方，同じ腹部の結石でも胆道系の結石に関してはCT上描出されないものも多く，胆嚢結石ではエコー検査が第一選択となる．総胆管結石に関しては腸管ガスによりエコー検査で描出困難な症例も少なくなく，ERCP等を除く非侵襲的画像検査法のなかではMRCPが第一選択といえる（図4）．

図4 ●総胆管結石のMRCP

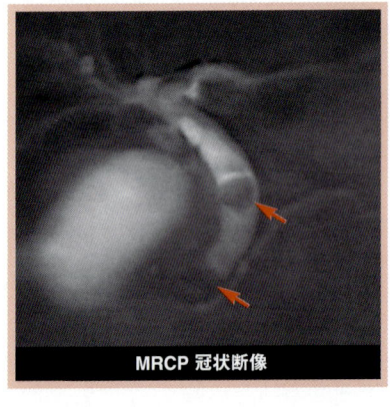

中部胆管および下部胆管にそれぞれ結石が明瞭に描出されている（→）．第1章-06「胆嚢結石，総胆管結石」と同一症例

第 1 章
腹部 T2 強調横断像

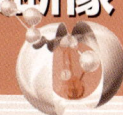

第1章 腹部T2強調横断像

01 心膜嚢胞 (pericardial cyst)

正常

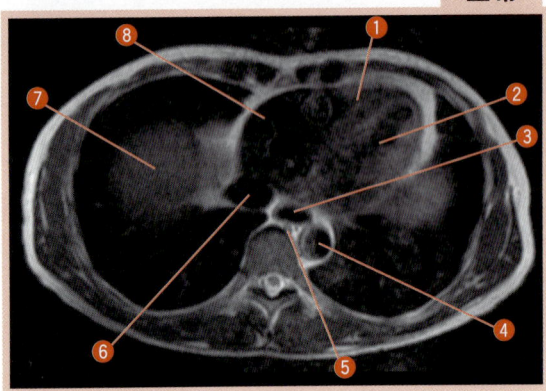

1. 心室中隔 (interventricular septum)
2. 左心室 (left ventricle)
3. 食道 (esophagus)
4. 胸部大動脈 (thoracic aorta)
5. 奇静脈 (azygos vein)
6. 下大静脈 (inferior vena cava)
7. 肝臓 (liver)
8. 右心室 (right ventricle)

左心室（❷）は右心室（❽）に比べて明らかに厚い壁を有する．本例では食道（❸）が空気を含んだ状態で拡張しているが，一般には食道内腔は虚脱していることが多い．

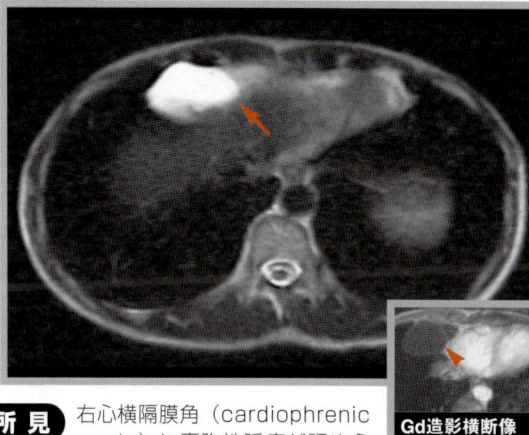

病変

Gd造影横断像
（頭側レベル）

所見 右心横隔膜角（cardiophrenic angle）に囊胞性腫瘤が認められる（→）．より頭側のスライスのGd造影像では腫瘤は心膜に接して存在することがわかる（▶）．

【縦隔の囊胞性腫瘤，消化管重複囊胞】

■腹部のMRI検査においても本例のごとく頭側レベルのスライスにて縦隔病変が顔を出し，鑑別を必要とすることがある．縦隔の囊胞性腫瘤は心膜囊胞（pericardial cyst），食道重複囊胞（esophageal duplication cyst），気管支原性囊胞（bronchogenic cyst），神経腸管囊胞（neurenteric cyst），胸腺囊胞（thymic cyst）などが代表例としてあげられる．

■心膜に接して存在する場合は心膜囊胞，食道に接して存在する場合は食道重複囊胞，前上縦隔の胸腺の位置に存在する場合は胸腺囊胞，椎体に接して存在し椎体の奇形を伴う場合は神経腸管囊胞を考える．気管支原性囊胞は縦隔の囊胞性腫瘤の中で最も頻度が高く，どこにでも発生しうるため常に鑑別として念頭に置く必要がある．

■消化管重複囊胞は食道から直腸までのどの消化管にも発生しうる．"重複囊胞"という呼称は本来，発生異常として重複すべき消化管が囊胞になったことに由来する．

第1章 ● 腹部T2強調横断像

第1章 腹部T2強調横断像

02 限局性結節性過形成（FNH）

正常

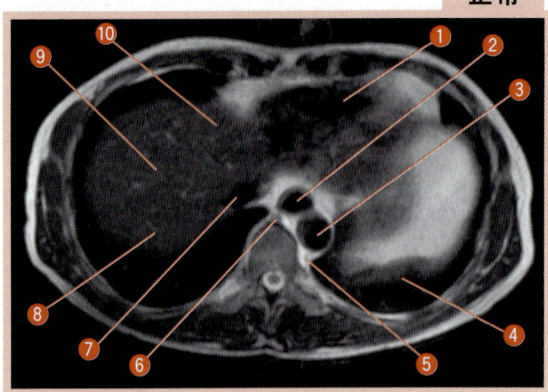

- ❶ 心臓（heart）
- ❷ 食道（esophagus）
- ❸ 大動脈（aorta）
- ❹ 脾臓（spleen）
- ❺ 半奇静脈（hemiazygos vein）
- ❻ 奇静脈（azygos vein）
- ❼ 下大静脈（inferior vena cava）
- ❽ S7
- ❾ S8
- ❿ S4

肝区域（上記のS7, S8, S4など）に関しては第2章「腹部T1強調横断像」にて詳述する．腹部〜骨盤部における上行腰静脈が横隔膜レベルで奇静脈（❻）および半奇静脈（❺）となり，両者は胸部で合わさって右気管気管支角にて奇静脈弓として上大静脈に合流する．

病変

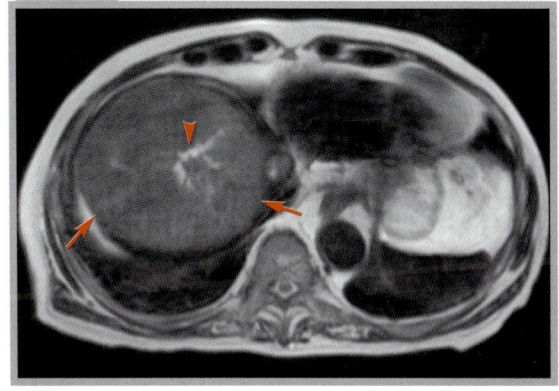

所見 肝右葉ドーム直下に淡い高信号を示す塊状腫瘤が認められ（→），内部には星芒状の領域を伴っている（▶）．

【限局性結節性過形成（focal nodular hyperplasia：FNH）】
- FNHは腫瘤中心部に星芒状の瘢痕（central satellite scar）を伴うことが特徴とされ，そこから放射状に伸びた血管が血管造影での車軸状（spoke-wheel）パターンに相当する．
- 腫瘤のcentral scar以外の部分は周囲肝と比較しT1強調画像で淡い低信号〜等信号，T2強調画像で等信号〜淡い高信号を呈し，central scarはT1強調画像で低信号，T2強調画像で明らかな高信号を呈する．
- ダイナミックMRIでは腫瘤のcentral scar以外の部分は早期相で濃染され遅延相で肝とほぼ等信号を示し，central scarは早期相では濃染されずに門脈相から遅延相にかけて淡くエンハンスされつつ肝とほぼ等信号に達することが多い．
- FNHでは，約半数（報告により約30〜80％）に細網内皮系としての機能が残っており，そのことの証明にはSPIO（superparamagnetic iron oxide，超常磁性酸化鉄）のMRI（第10章-05「SPIO-MRI」参照）やコロイド肝シンチグラフィが有用．

第1章 ● 腹部T2強調横断像

第1章 腹部T2強調横断像

03 肝内胆管癌 (cholangioma)

正常

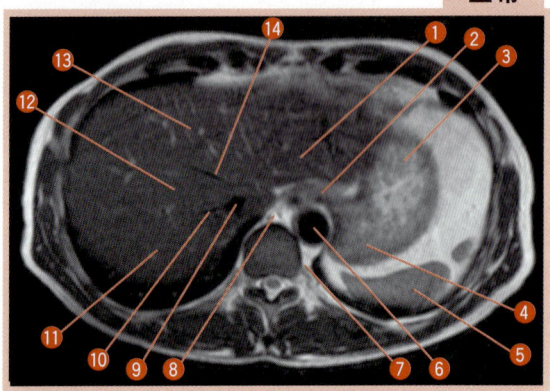

- ① S2
- ② 食道－胃接合部 (EC junction)
- ③ 胃体部 (gastric body)
- ④ 胃底部 (gastric fundus)
- ⑤ 脾臓 (spleen)
- ⑥ 大動脈 (aorta)
- ⑦ 半奇静脈 (hemiazygos vein)
- ⑧ 奇静脈 (azygos vein)
- ⑨ 下大静脈 (inferior vena cava)
- ⑩ 右肝静脈 (right hepatic vein)
- ⑪ S7
- ⑫ S8
- ⑬ S4
- ⑭ 中肝静脈 (middle hepatic vein)

大動脈 (⑥), 下大静脈 (⑨), 右肝静脈 (⑩), 中肝静脈 (⑭) にみられるように, 流速を有する血管は原則として無信号となる (flowにより signal-voidとなるため, これをflow-voidと呼ぶ). ただし肝内の他の血管にみられるように, 流速の遅い血管が特にスライス面に平行に近く走行した場合は信号が上昇することがある.

病変

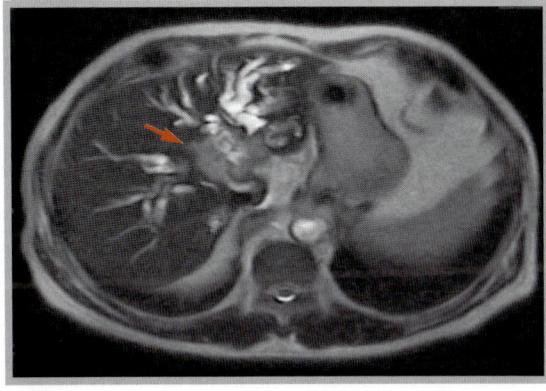

所見 肝S4の肝門部近傍を主体に高信号の腫瘤が認められ（→），肝内胆管の拡張を伴っている．

【肝内胆管癌のMRI所見】

- 肝内胆管癌（cholangioma）では，肝内胆管由来であるという性質上，腫瘤の末梢側に限局した肝内胆管の拡張を伴う．拡張胆管は胆汁の信号を反映し，T2強調画像にて著明な高信号を呈する．
- 肝細胞癌と異なりダイナミックMRIでの早期濃染は一般に目立たず，遅延相にて内部の線維性間質部分がエンハンスされてくることが多い．
- 拡張した肝内胆管の広がりを描出するにはMRCP（第10章-01「MRCP」参照）が有用．

第1章 腹部T2強調横断像

04 転移性副腎腫瘍（adrenal metastasis）

正常

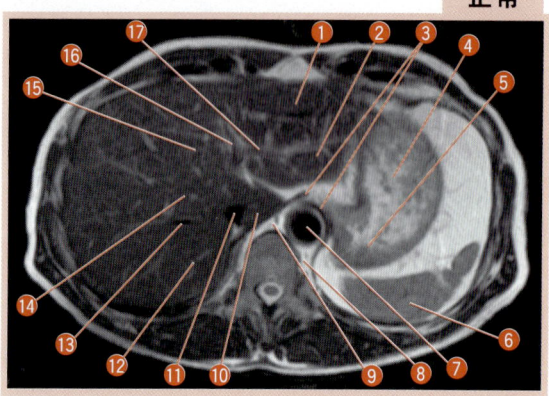

- ❶ S3
- ❷ S2
- ❸ 横隔膜脚（diaphragmatic crus）
- ❹ 胃体部（gastric body）
- ❺ 胃底部（gastric fundus）
- ❻ 脾臓（spleen）
- ❼ 腹部大動脈（abdominal aorta）
- ❽ 半奇静脈（hemiazygos vein）
- ❾ 奇静脈（azygos vein）
- ❿ 尾状葉（S1）（caudate lobe）
- ⓫ 下大静脈（inferior vena cava）
- ⓬ S7
- ⓭ 右肝静脈（right hepatic vein）
- ⓮ S8
- ⓯ S4
- ⓰ 門脈臍部（umbilical portion of the portal vein）
- ⓱ P2

肝区域S2（❷）における門脈をP2（⓱），肝動脈をA2，胆管をB2と略記する．胃底部（胃穹窿部）（❺）は胃の中で最も背側に位置し，胃体部（❹）から胃角部と腹側に走行する．胃角部が最も腹側に位置し，前庭部から幽門輪にかけて再び背側へ向かう．

40　正常画像と並べてわかる　腹部・骨盤部MRI

病変

T1強調横断像　**Gd造影横断像**

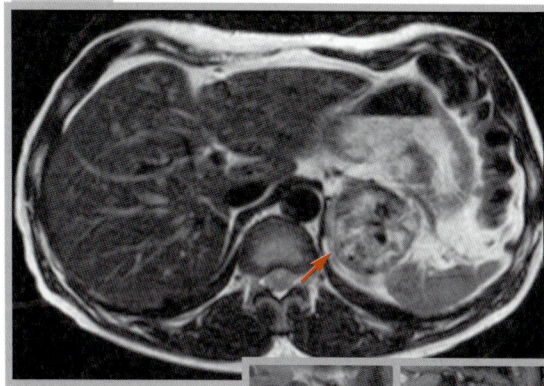

所見　大腸癌の症例.
左副腎部にT2強調画像にて不均一な信号を示す腫瘤が認められ(→),Gd造影では内部に壊死を伴っている(▶).

【副腎,転移性副腎腫瘍】

■腎臓の位置は一般に右が低く左が高いのはご存じのことと思うが(右は肝臓があるからと覚えよう),副腎は一般にその逆で右が高く左が低いことが多い.

■右副腎は肝右葉,下大静脈,右横隔膜脚の3つに囲まれた領域に必ず存在する.左副腎は隣接する静脈と鑑別が困難なことも少なくない.

■副腎は陵,内側脚,外側脚の3つからなる.副腎の画像形態はスライス断面によっても異なるが,一般に右副腎は陵が短く脚が長い逆V字型,左副腎は陵が長く脚が短い逆Y字型を呈することが多い.

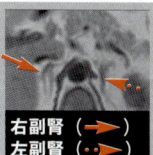

右副腎(→)
左副腎(•••▶)

■副腎の転移は特に小さい腫瘍では"副腎はどうかな?"と思って観察しないと見落とすので注意が必要だ.

第1章 ● 腹部T2強調横断像

第1章 腹部T2強調横断像

05 肝嚢胞 (liver cyst)

正常

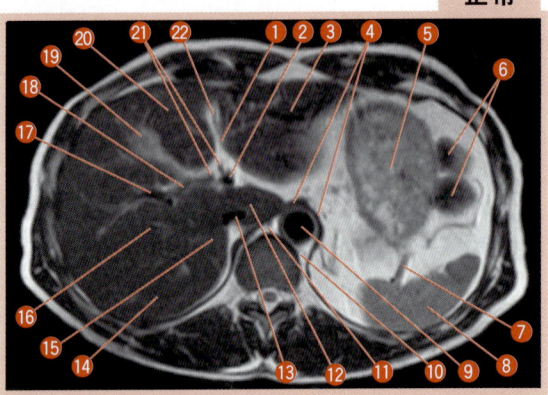

1. 鎌状間膜 (falciform ligament)
2. 門脈左枝 (left portal vein)
3. S3
4. 横隔膜脚 (diaphragmatic crus)
5. 胃体部 (gastric body)
6. 結腸肝彎曲部 (hepatic flexure of the colon)
7. 脾静脈 (splenic vein)
8. 脾臓 (spleen)
9. 腹部大動脈 (abdominal aorta)
10. 半奇静脈 (hemiazygos vein)
11. 奇静脈 (azygos vein)
12. 尾状葉 (S1) (caudate lobe)
13. 下大静脈 (inferior vena cava)
14. S7
15. 右副腎 (right adrenal gland)
16. 右肝静脈 (right hepatic vein)
17. 門脈前区域枝 (anterior segment branch of the portal vein)
18. 右肝動脈 (right hepatic artery)
19. 胆嚢床 (gallbladder fossa)
20. S4
21. 左肝動脈 (left hepatic artery)
22. 肝円索 (ligament teres)

門脈左枝（❷）は別名，門脈横部あるいは水平部とも呼ぶ．胆嚢床（⓳）の脂肪はエコー検査にて胆嚢壁肥厚と誤認されやすいので注意が必要だ．

病変

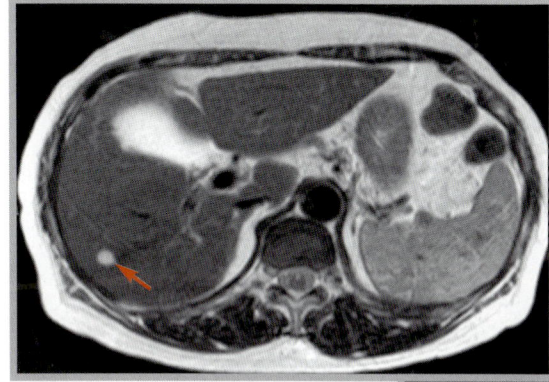

所見 肝後区域にT2強調画像で著明な高信号を呈する類円形腫瘤が認められる（➡）．Gd造影像では腫瘤は全く造影されず著明な低信号となっている（▶）．

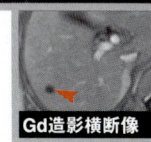

Gd造影横断像

【肝嚢胞および特殊な肝嚢胞性疾患】

■肝嚢胞は内容が液体であるためT2強調画像で著明な高信号，T1強調画像では著明な低信号を呈する．Gd造影像にて全くエンハンスされない点が，同じくT2強調画像で著明な高信号を呈する肝血管腫（第1章-08「肝血管腫」参照）との決定的な鑑別点となる．

■一見，肝嚢胞のように見えても異常に多数の嚢胞が存在したり，ある部位にのみ集簇している場合は単なる肝嚢胞でない可能性がある．異常に多数存在するものとして胆管性過誤腫（『腹部・骨盤部CT』第2章-07「胆管性過誤腫」参照），Caroli病や多嚢胞肝（polycystic liver），特定の場所に集簇するものとして寄生虫性嚢胞や嚢胞腺腫/嚢胞腺癌，肝門部に集簇する胆管周囲嚢胞（peribiliary cyst）（第3章-04「胆管周囲嚢胞」参照）などがあげられる．

第1章 ● 腹部T2強調横断像

第1章 腹部T2強調横断像

06 胆嚢結石（GB stone），総胆管結石（CBD stone）

正常

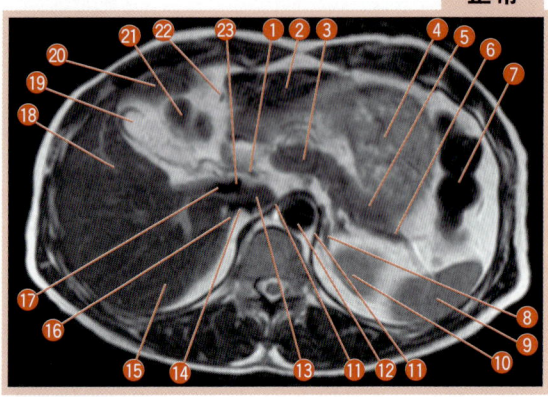

1. 総肝動脈（common hepatic artery）
2. S3
3. 膵体部（pancreas body）
4. 胃体部（gastric body）
5. 膵尾部（pancreas tail）
6. 脾静脈（splenic vein）
7. 結腸脾彎曲部（splenic flexure of the colon）
8. 左副腎（left adrenal gland）
9. 脾臓（spleen）
10. 左腎（left kidney）
11. 横隔膜脚（diaphragmatic crus）
12. 腹部大動脈（abdominal aorta）
13. 尾状葉（S1）（caudate lobe）
14. 下大静脈（inferior vena cava）
15. S6
16. 右副腎（right adrenal gland）
17. 門脈右枝（right portal vein）
18. S5
19. 胆嚢（gallbladder）
20. S4
21. 結腸肝彎曲部（hepatic flexure of the colon）
22. 肝円索（ligament teres）
23. 門脈左枝（left portal vein）

本例では右副腎（⑯）が肝臓に接して存在し，やや同定しにくい（副腎の詳細は第1章-04「転移性副腎腫瘍」を参照）．肝円索（㉒）は胎生期の臍静脈が閉鎖したもので，門脈圧亢進症の際は再開通して傍臍静脈となる．

病変

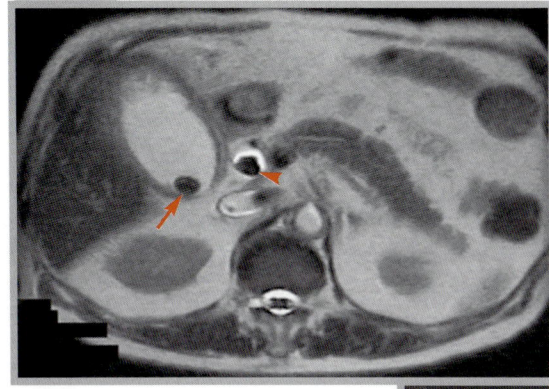

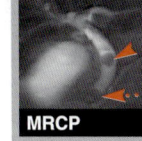

所見 T2強調画像にて胆嚢（→）および中部胆管（▶）に結石が無信号域として認められる．MRCPでは下部胆管にも結石が陰影欠損として認められる（··▶）．本例では急性胆嚢炎を合併しており，胆嚢の腫大と壁肥厚も見られる．

【胆石症の画像診断】

- 胆嚢結石の診断は一般にエコー検査のみで十分だが，総胆管結石の有無に関する情報がエコー検査のみで不十分な場合，MRCPが付加情報手段として有用である．
- 結石は内部のプロトンの動きが制限されているため，MRI上は一般にどの強調画像でも無信号（あるいは著明な低信号）となる．ただし結石内部の裂け目にプロトンの動きが制限されていない部分を含んでいることがあり，この箇所は高信号を呈することがある．

第1章 ● 腹部T2強調横断像

第1章 腹部T2強調横断像

07 膵癌 (pancreas carcinoma)

正常

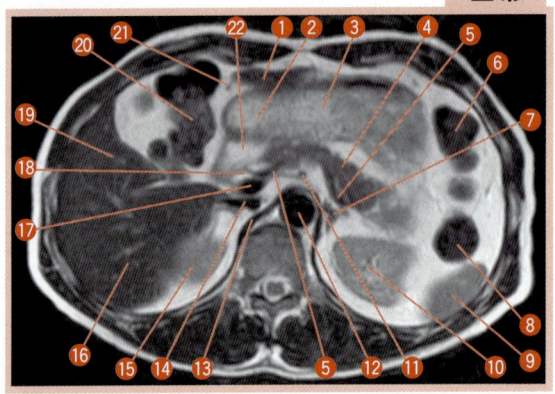

- ① S3
- ② 胃前庭部 (gastric antrum)
- ③ 胃角部 (gastric angle)
- ④ 膵体部 (pancreas body)
- ⑤ 脾静脈 (splenic vein)
- ⑥ 横行結腸 (transverse colon)
- ⑦ 左副腎 (left adrenal gland)
- ⑧ 下行結腸 (descending colon)
- ⑨ 脾臓 (spleen)
- ⑩ 左腎 (left kidney)
- ⑪ 左胃動脈 (left gastric artery)
- ⑫ 腹部大動脈 (abdominal aorta)
- ⑬ 横隔膜脚 (diaphragmatic crus)
- ⑭ 下大静脈 (inferior vena cava)
- ⑮ 右腎 (right kidney)
- ⑯ S6
- ⑰ 門脈 (portal vein)
- ⑱ 総胆管 (common bile duct)
- ⑲ S5
- ⑳ 結腸肝彎曲部 (hepatic flexure of the colon)
- ㉑ 肝円索 (ligament teres)
- ㉒ 十二指腸球部〜上部 (duodenal bulb & 1 st portion)

胃前庭部（②）から幽門輪，十二指腸球部，十二指腸上部（㉒）へと背側へ向かって走行し，十二指腸下行脚は後腹膜にて膵頭部の右側に接しつつ尾側に向かって走行する．十二指腸水平脚は膵頭部の尾側に接しつつ右から左へ横走する．十二指腸上行脚は腹側へ向かって上行し，Treiz靭帯にて腹腔に戻ってきて空腸となる．

正常画像と並べてわかる 腹部・骨盤部MRI

病変

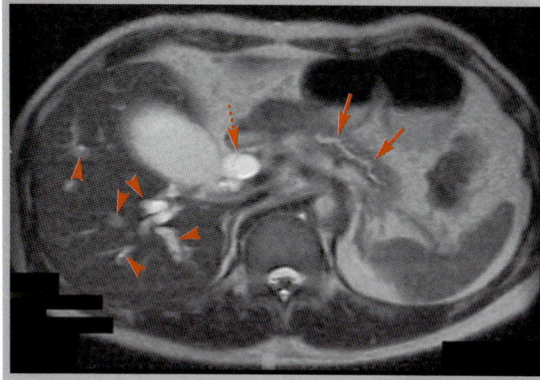

所見 閉塞性黄疸にて来院．T2強調画像にて膵管（→），肝内胆管（▶）および総胆管（··▶）に拡張が認められる．MRCPでは主膵管，総胆管の拡張所見は膵頭部で途絶している（○）．

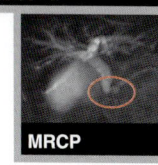

【膵癌のMRI所見】

■膵癌はダイナミックMRIではCT同様，膵臓相（造影剤注入開始40～50秒後で動脈相よりは少し遅いタイミング）にて膵実質より造影効果が乏しい低信号の腫瘤として認められる．

■脂肪抑制T1強調画像では正常膵実質は高信号を呈するが（タンパク成分が多いためと説明されている），膵癌は低信号を呈し両者のコントラストが明瞭となる．

■MRCPでは膵管の拡張と腫瘤の部位での拡張膵管の途絶像を呈し，膵頭部の癌では本例のごとく胆管系も同様の拡張と途絶所見を示す．ERCPではVater乳頭から腫瘍まで（途絶するまで）の膵管が描出されるのみだが，MRCPでは腫瘍より尾部側の拡張膵管も描出され"挟み撃ち"で膵癌の広がりを把握することができる．

第1章 ● 腹部T2強調横断像

第1章 腹部T2強調横断像

08 肝血管腫 (hepatic hemangioma)

正常

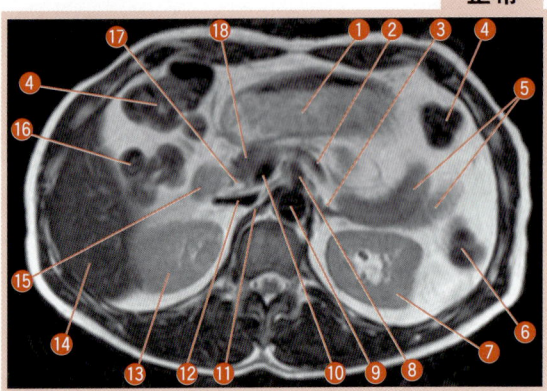

1. 胃角部 (gastric angle)
2. 脾静脈 (splenic vein)
3. 左副腎 (left adrenal gland)
4. 横行結腸 (transverse colon)
5. 空腸 (jejunum)
6. 下行結腸 (descending colon)
7. 左腎 (left kidney)
8. 腹腔動脈 (celiac artery)
9. 腹部大動脈 (abdominal aorta)
10. 門脈 (portal vein)
11. 横隔膜脚 (diaphragmatic crus)
12. 下大静脈 (inferior vena cava)
13. 右腎 (right kidney)
14. S6
15. 十二指腸下行脚 (duodenal 2nd portion)
16. 上行結腸 (ascending colon)
17. 総胆管 (common bile duct)
18. 膵頭部 (pancreas head)

膵頭部 (⑱) と体部の境界は上腸間膜静脈の左縁，頭部以外を2等分したのが体部と尾部となる．

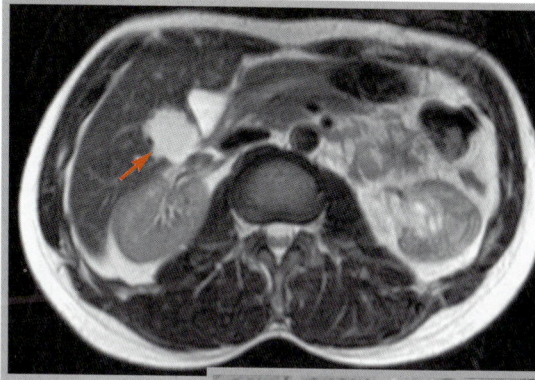

病変

造影前 **動脈相** **門脈相** **平衡相**
ダイナミックMRI横断像

所見 肝右葉には胆嚢に接してT2強調画像にて著明な高信号を示す腫瘤が認められる（→）．ダイナミックMRIでは腫瘤は辺縁部から内部に向かって徐々に染まり込んでいる（▶）．

【肝血管腫のMRI所見】
■肝血管腫では腫瘤内部の細かく複雑な血管内腔を造影剤がゆっくりと進行するため，ダイナミックMRIにおいて早期相では腫瘤の辺縁部のみがエンハンスされ，経時的に造影効果が腫瘤内部に進行する．
■腫瘤内部には血液という液体成分が存在するため，T2強調画像にて著明な高信号を呈する．同じくT2強調画像にて著明な高信号を呈する肝嚢胞（第1章-05「肝嚢胞」参照）との相違点は，1つにはT1強調画像にて嚢胞ほど著明な低信号にはなりにくいことがあげられるが，Gd造影を用いれば両者の鑑別は明白である．

第1章 ● 腹部T2強調横断像

第1章 腹部T2強調横断像

09 急性胆嚢炎 (acute cholecystitis)

正常

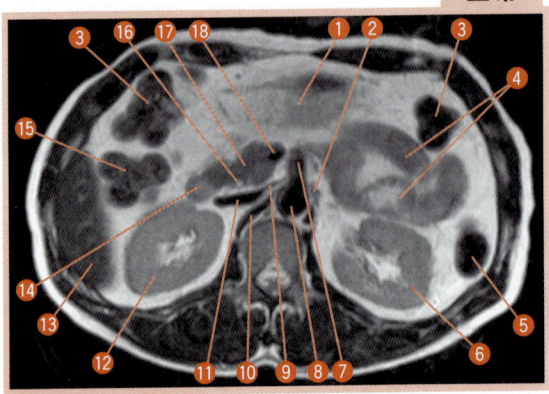

1. 胃角部 (gastric angle)
2. 左副腎 (left adrenal gland)
3. 横行結腸 (transverse colon)
4. 空腸 (jejunum)
5. 下行結腸 (descending colon)
6. 左腎 (left kidney)
7. 上腸間膜動脈 (superior mesenteric artery)
8. 腹部大動脈 (abdominal aorta)
9. 左腎静脈 (left renal vein)
10. 横隔膜脚 (diaphragmatic crus)
11. 下大静脈 (inferior vena cava)
12. 右腎 (right kidney)
13. S6
14. 十二指腸下行脚 (duodenal 2nd portion)
15. 上行結腸 (ascending colon)
16. 総胆管 (common bile duct)
17. 膵頭部 (pancreas head)
18. 上腸間膜静脈 (superior mesenteric vein)

病変

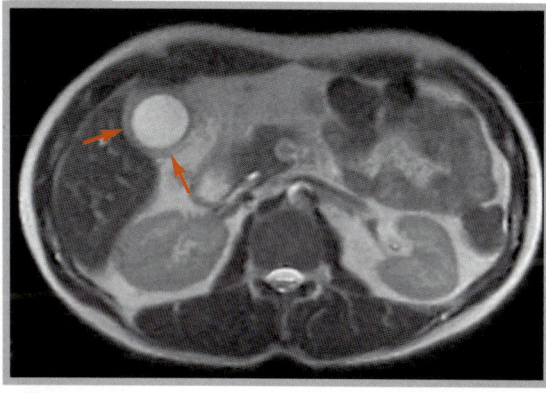

所見 胆嚢は腫大し、壁は漿膜下浮腫を示しつつ肥厚している（→）．

【胆嚢壁漿膜下浮腫，急性胆嚢炎】

- 胆嚢壁は漿膜下層が最も結合組織が疎で浮腫が起こりやすい．
- 漿膜下浮腫は胆嚢炎による炎症性浮腫のみならず，慢性肝炎や肝硬変あるいは低アルブミン血症，心不全などの全身的な原因で起こる．慢性肝疾患で起こる理由は胆嚢の静脈灌流が障害されるためと説明されている（胆嚢壁自体に炎症などの異常がなくとも2次的に漿膜下浮腫をきたしうるということは，胆嚢炎と誤認しないためにも知っておく必要がある）．
- T2強調画像にて胆嚢壁の筋層は低信号を示し，漿膜下浮腫はその外側の帯状の高信号域として認められる．
- 急性胆嚢炎では，胆嚢の腫大，壁の肥厚，胆嚢周囲脂肪織などへの炎症波及による異常信号を呈する．胆石を合併することも多い．

第1章 腹部T2強調横断像

10 胆嚢癌 (gallbladder carcinoma)

正常

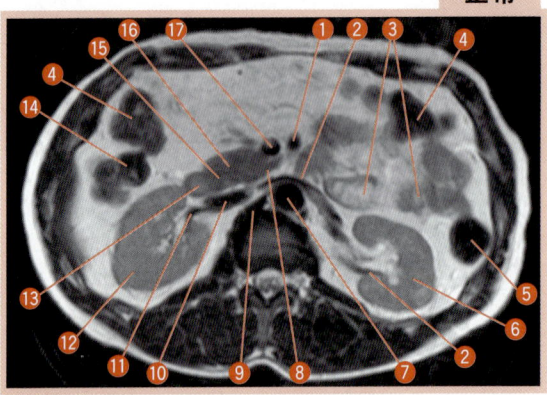

1. 上腸間膜動脈（superior mesenteric artery）
2. 左腎静脈（left renal vein）
3. 空腸（jejunum）
4. 横行結腸（transverse colon）
5. 下行結腸（descending colon）
6. 左腎（left kidney）
7. 腹部大動脈（abdominal aorta）
8. 膵鈎部（uncinate process of the pancreas）
9. 横隔膜脚（diaphragmatic crus）
10. 下大静脈（inferior vena cava）
11. 右腎静脈（right renal vein）
12. 右腎（right kidney）
13. 十二指腸下行脚（duodenal 2nd portion）
14. 上行結腸（ascending colon）
15. 総胆管（common bile duct）
16. 膵頭部（pancreas head）
17. 上腸間膜静脈（superior mesenteric vein）

膵頭部が上腸間膜動静脈（❶，⓱）の背側にまわりこむ部分を膵鈎部（❽）という．

52　正常画像と並べてわかる　腹部・骨盤部MRI

病変

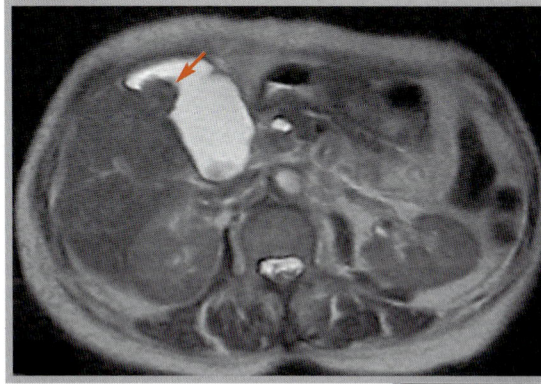

所見 胆嚢は腫大し，底部に径2.7cmの表面カリフラワー状の広基性隆起が認められる（→）．T2強調画像での信号は肝実質と同程度で，無信号ではない（空気よりは明らかに高い）．MRCPでは胆嚢頸部に胆石も認められる（▶）．

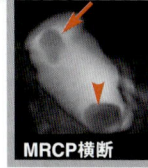

MRCP横断

【胆嚢癌】
■胆嚢隆起性病変で径1cmを超えるものは悪性の可能性が高い．また広基性隆起では有茎性隆起に比してより悪性の可能性が高い．
■隆起型の胆嚢癌はT2強調画像において胆嚢結石と類似の陰影欠損様所見を呈することがあるが，その信号は結石（一般に無信号）よりも高い．
■胆嚢癌はダイナミックMRIにて早期濃染を示すことが多い．
■早期の胆嚢癌では本例のごとく隆起性病変や限局性壁肥厚像の形態を呈するが，進行例では本来の胆嚢が不明瞭になるような塊状腫瘤を形成し，閉塞性黄疸を伴う．

第1章 ● 腹部T2強調横断像

第1章 腹部T2強調横断像

11 傍腎盂嚢胞 (parapelvic cyst)

正常

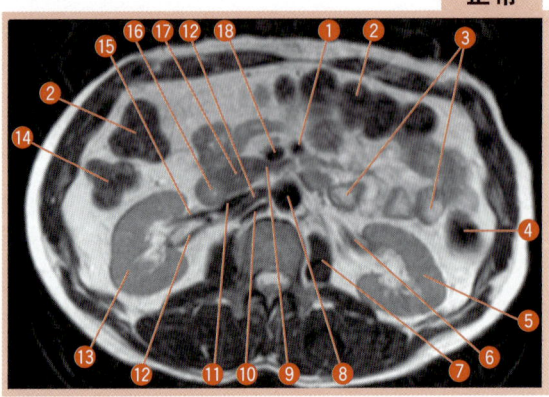

- ❶ 上腸間膜動脈 (superior mesenteric artery)
- ❷ 横行結腸 (transverse colon)
- ❸ 空腸 (jejunum)
- ❹ 下行結腸 (descending colon)
- ❺ 左腎 (left kidney)
- ❻ 左腎静脈 (left renal vein)
- ❼ 腰筋 (psoas muscle)
- ❽ 腹部大動脈 (abdominal aorta)
- ❾ 膵鉤部 (uncinate process of the pancreas)
- ❿ 横隔膜脚 (diaphragmatic crus)
- ⓫ 下大静脈 (inferior vena cava)
- ⓬ 右腎動脈 (right renal artery)
- ⓭ 右腎 (right kidney)
- ⓮ 上行結腸 (ascending colon)
- ⓯ 右腎静脈 (right renal vein)
- ⓰ 十二指腸下行脚 (duodenal 2nd portion)
- ⓱ 膵頭部 (pancreas head)
- ⓲ 上腸間膜静脈 (superior mesenteric vein)

右腎動脈 (⓬) は下大静脈 (⓫) の背側を，左腎静脈 (❻) は腹部大動脈 (❽) の腹側を走行する．

病変

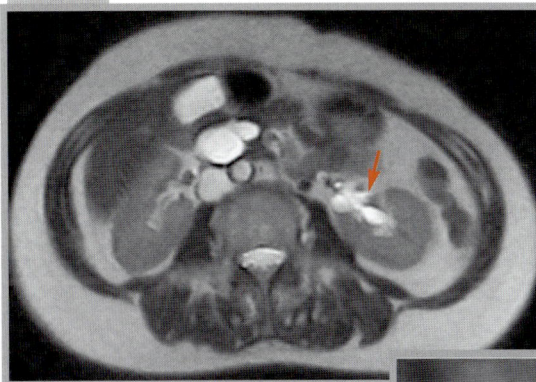

所見 T2強調画像にて左腎盂が拡張したような所見が認められる（→）．MR urographyで観察すると腎盂自体の拡張というよりは，腎盂に接して嚢胞様構造が存在することがわかる（▶）．尿管の拡張は全く認められない（‥▶）．

【傍腎盂嚢胞】

- 傍腎盂嚢胞とは腎盂に接して腎洞部に主座を置く嚢胞を指し，これ自体は通常の腎嚢胞と同様に病的意義はほとんどないが，エコー検査等にて水腎症と誤認しやすい．
- 傍腎盂嚢胞と水腎症（第3章-10「水腎症」参照）との鑑別点は，傍腎盂嚢胞では尿管や基本的には腎杯にも拡張がないことに加え，経静脈性尿路造影やCTなどにてヨード性造影剤を使用すれば傍腎盂嚢胞には造影剤が移行しないため，排泄能が廃絶していない水腎症との鑑別点になる．
- 傍腎盂嚢胞と同様にエコー検査にて水腎症と誤認しやすいものに，腎外腎盂（第3章-08「腎外腎盂」参照）や腎洞部における腎静脈の拡張などがあげられる．

第1章 ● 腹部T2強調横断像

第1章 腹部T2強調横断像

12 限局性腎実質菲薄化（focal renal parenchymal thinning）

正常

1. 横行結腸（transverse colon）
2. 上腸間膜動脈（superior mesenteric artery）
3. 十二指腸上行部（duodenal 4th portion）
4. 空腸（jejunum）
5. 下行結腸（descending colon）
6. 左腎（left kidney）
7. 腰筋（psoas muscle）
8. 腹部大動脈（abdominal aorta）
9. 下大静脈（inferior vena cava）
10. 右腎（right kidney）
11. 上行結腸（ascending colon）
12. 膵頭部（pancreas head）
13. 上腸間膜静脈（superior mesenteric vein）

横行結腸（❶）は大腸の中で最も腹側に位置する．大腸はまず後腹膜に固定されて左右の端を走行する上行結腸（⓫）と下行結腸（❺）を認識する．そこから連続的に追跡することで横行結腸とS状結腸も認識できる．骨盤部では直腸を容易に認識しうるが，そこから逆行性にS状結腸を追跡すれば下行結腸から追跡したS状結腸と繋がる．

正常画像と並べてわかる　腹部・骨盤部MRI

病変

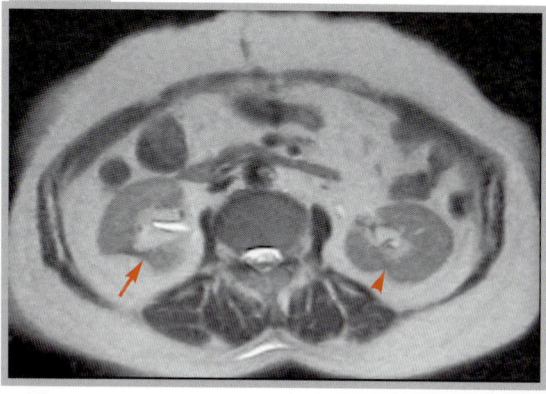

所見 右腎中極の背側寄りに限局性の腎実質菲薄化像がみられる（→）．左腎にもより軽度の同様の変化が認められる（▶）．

【限局性の腎実質菲薄化像】
■限局性の腎実質菲薄化像を見たら，まず2つの疾患を考える．陳旧性の腎梗塞と慢性腎盂腎炎の瘢痕である．
■教科書的な両者の違いは経静脈性尿路造影にて慢性腎盂腎炎の瘢痕では腎杯変形を生じるが，陳旧性腎梗塞では腎杯変形を生じない．
■両者の鑑別にあたっては，過去に尿路感染をくり返している，心房細動の有無，他臓器血栓塞栓症の既往などの臨床事項も参考にする．
■画像上，限局性の腎実質菲薄化像と鑑別が必要な正常バリエーションに胎児分葉があげられる（第3章-08「腎外腎盂」の【腎・尿路の正常バリエーション】を参照）．

第1章 腹部T2強調横断像

13 馬蹄腎 (horseshoe kidney)

正常

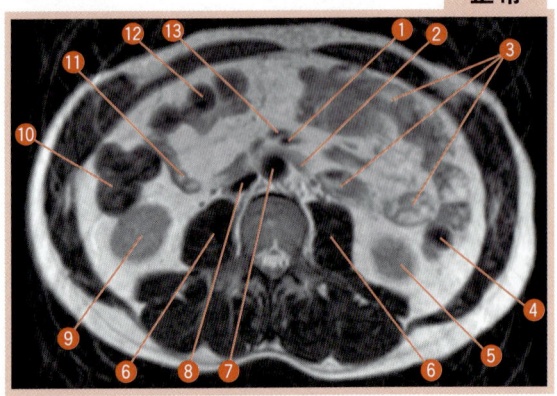

1. 上腸間膜動脈 (superior mesenteric artery)
2. 十二指腸上行部 (duodenal 4th portion)
3. 空腸 (jejunum)
4. 下行結腸 (descending colon)
5. 左腎 (left kidney)
6. 腰筋 (psoas muscle)
7. 腹部大動脈 (abdominal aorta)
8. 下大静脈 (inferior vena cava)
9. 右腎 (right kidney)
10. 上行結腸 (ascending colon)
11. 回腸 (ileum)
12. 横行結腸 (transverse colon)
13. 上腸間膜静脈 (superior mesenteric vein)

病変

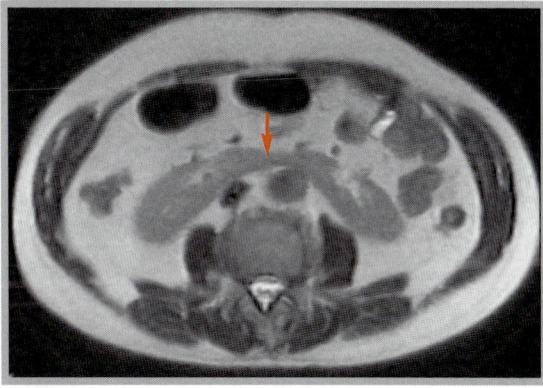

所見 左右の腎臓が下極で融合している（→）．全体として両腎が馬蹄形となる．

【腎軸と関連した画像所見や血管解剖】

- 一般に腎臓の長軸は冠状断面で"ハの字型"をしており，両腎の長軸は上極側で交わる．これが下極側で交わる場合は馬蹄腎を疑う．
- 矢状断面では，一般に腎の長軸は上極が背側，下極が腹側に位置する．このことは腎動脈の腹側枝が下極優位，背側枝が上極優位に支配するという血管解剖と密接に関連している．
- 横断面では，一般に腎門部はやや腹側を向く．このことは経静脈性尿路造影にて側面の像として横からラッパ状に描出される腎杯（❶）は腹側の腎杯，前後に走行する正面像として描出される腎杯（❷）は背側の腎杯であるという画像所見と関連している．

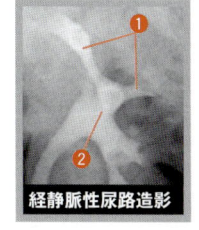

経静脈性尿路造影

第1章 ● 腹部T2強調横断像

第2章
腹部T1強調横断像

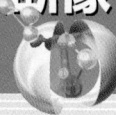

第2章 腹部T1強調横断像

01 食道重複嚢胞（esophageal duplication cyst）

正常

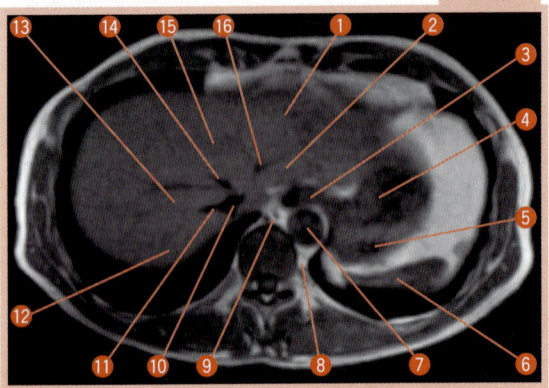

1. S3
2. S2
3. 食道－胃接合部（EC junction）
4. 胃体部（gastric body）
5. 胃底部（gastric fundus）
6. 脾臓（spleen）
7. 大動脈（aorta）
8. 半奇静脈（hemiazygos vein）
9. 奇静脈（azygos vein）
10. 下大静脈（inferior vena cava）
11. 右肝静脈（right hepatic vein）
12. S7
13. S8
14. 中肝静脈（middle hepatic vein）
15. S4
16. 左肝静脈（left hepatic vein）

3本の肝静脈（⑪，⑭，⑯）が下大静脈に合流する．左肝静脈（⑯）は原則として肝臓S2（❷）とS3（❶）の境界を走行する．

病変

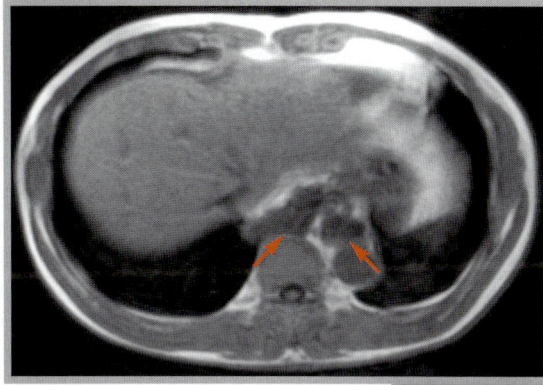

所見 食道－胃接合部の後方を主体に低信号の腫瘤が認められる（→）．より頭側スライスのT2強調画像では食道（▶）に接する格好で存在する嚢胞性腫瘍であることがわかる．

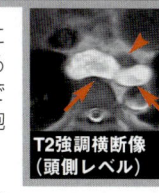

T2強調横断像
（頭側レベル）

【消化管重複嚢胞】

- 消化管重複嚢胞は食道から直腸までのどの消化管にも発生しうるが，文献的に発生頻度が高い順に列挙すると回腸，食道，空腸，胃，大腸，十二指腸，直腸，虫垂となる．
- 基本的には"重複"嚢胞であるが，その壁構造は必ずしも隣接する本来の消化管と同一ではなく，異所性の胃粘膜や膵組織が存在していることがある．異所性粘膜を含んでいると出血や穿孔を起こしやすいとされている．
- 他の検査目的の画像検査にて偶然発見されることも多いが，主な症状としては隣接した消化管の圧迫症状，あるいは出血，穿孔，感染等に起因した腹痛発作，重複嚢胞が先進部となったことによる腸重積症状などがあげられる．

第2章 ● 腹部T1強調横断像

第2章 腹部T1強調横断像

02 転移性肝腫瘍（metastatic liver tumor）

正常

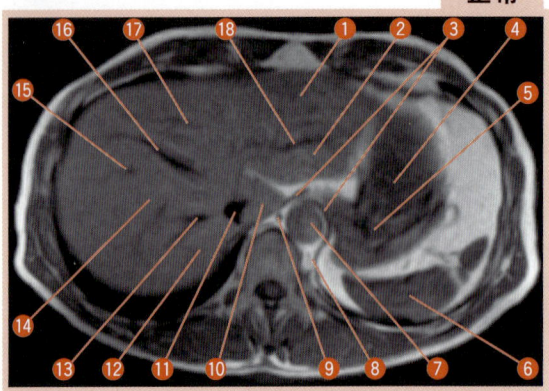

1. S3
2. S2
3. 横隔膜脚（diaphragmatic crus）
4. 胃体部（gastric body）
5. 胃底部（gastric fundus）
6. 脾臓（spleen）
7. 腹部大動脈（abdominal aorta）
8. 半奇静脈（hemiazygos vein）
9. 奇静脈（azygos vein）
10. 尾状葉（S1）（caudate lobe）
11. 下大静脈（inferior vena cava）
12. S7
13. 右肝静脈（right hepatic vein）
14. S8
15. P8
16. 中肝静脈（middle hepatic vein）
17. S4
18. P2

右肝静脈（⑬）は肝臓S7（⑫）とS8（⑭）の境界，中肝静脈（⑯）はS8とS4（⑰）の境界を走行する．肝区域S2（❷）における門脈をP2（⑱），肝動脈をA2，胆管をB2と略記する．

64　正常画像と並べてわかる　腹部・骨盤部MRI

病変

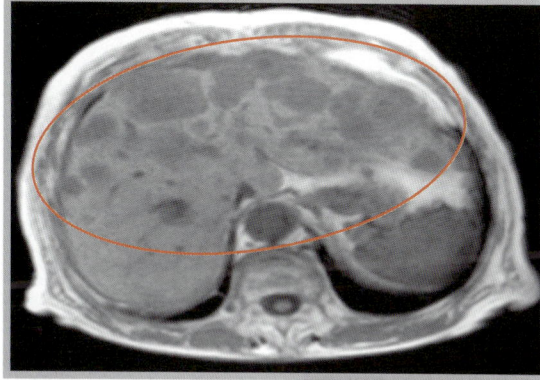

所見 肝両葉にはT1強調画像で低信号を示す腫瘤が多発している（⬯）．Gd造影像ではそれらの腫瘤の境界はより明瞭となり，一部では腫瘤内部に造影効果の乏しい部分（中心性壊死）を伴っている（▶）．

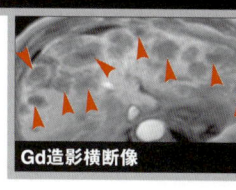

Gd造影横断像

【転移性肝腫瘍の画像所見】

- 転移性肝腫瘍の存在診断にはSPIO（superparamagnetic iron oxide：超常磁性酸化鉄）を用いたMRIが非常に有用である．SPIOは磁化率効果を利用して画像化するため，特にgradient-echo法を用いたT2強調画像（T2*強調画像と呼ぶ）が非常に役立つ．
- 転移性肝腫瘍は腫瘤が比較的小さいうちから中心部に壊死を起こしやすく（中心性壊死），target sign, bull's eye signなどと呼称される．
- 一般的には造影効果に乏しい充実性腫瘤の像を呈するが，多血性のものや腫瘤全体が嚢胞化した転移もあり診断上注意を要する．

第2章 ● 腹部T1強調横断像

第2章 腹部T1強調横断像

03 肝細胞癌（hepatocellular carcinoma：HCC）

正常

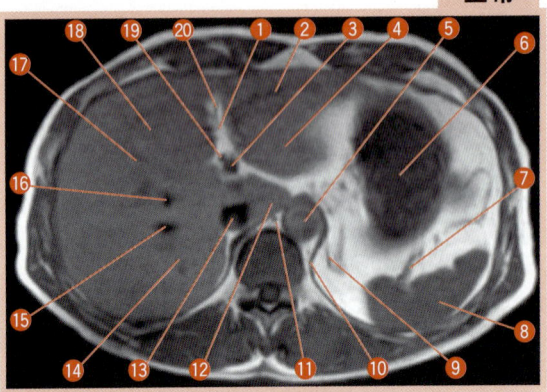

1. 鎌状間膜（falciform ligament）
2. P3（S3）
3. 門脈左枝（left portal vein）
4. S3
5. 腹部大動脈（abdominal aorta）
6. 胃体部（gastric body）
7. 脾静脈（splenic vein）
8. 脾臓（spleen）
9. 左副腎（left adrenal gland）
10. 半奇静脈（hemiazygos vein）
11. 奇静脈（azygos vein）
12. 尾状葉（S1）（caudate lobe）
13. 下大静脈（inferior vena cava）
14. S7
15. 右肝静脈（right hepatic vein）
16. P8
17. S8
18. S4
19. 左肝動脈（left hepatic artery）
20. 肝円索（ligament teres）

肝臓S4（18）と外側区域との境界部には門脈臍部や鎌状間膜（1）が位置する．
T1強調画像では，一般に脾臓（8）は肝実質よりも低い信号を示す．
ちなみにT2強調画像では脾臓の方が高い信号を示し，この両者の信号差は脾臓の方が水分含量が多いためと説明されている．

病変

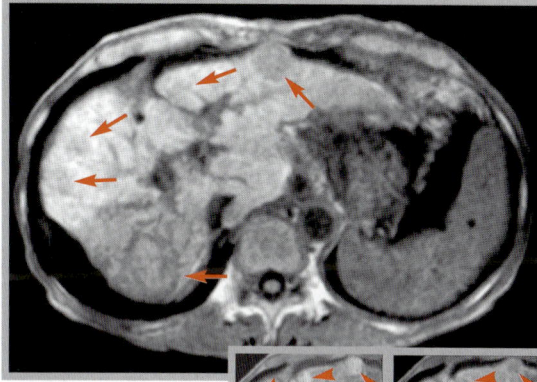

所見 T1強調画像にて肝両葉には淡い低信号の腫瘤が多発している（➡）．この画像のみからは転移性肝腫瘍も鑑別として考慮されるが，ダイナミックMRIにて腫瘤は早期濃染を示し，遅延相にてwashoutされて周囲肝より低信号になっている（▶）．肝細胞癌の所見である．

早期相 **遅延相**
ダイナミックMRI横断像

【肝細胞癌のMRI所見】

- ダイナミックMRIでは，一般に早期相（肝動脈相）でエンハンスされ高信号となり，遅延相（平衡相）で造影剤がwashoutされて周囲肝より低信号になる．
- T1強調画像では，腫瘍内の脂肪変性，出血変性，銅の存在等を反映して他の肝腫瘍に比して高い信号を呈することも多い．
- T2強調画像では，分化度が低くなる（悪性度が高くなる）ほど信号が高くなる傾向にある．

第2章 腹部T1強調横断像

04 肝硬変 (liver cirrhosis)

正常

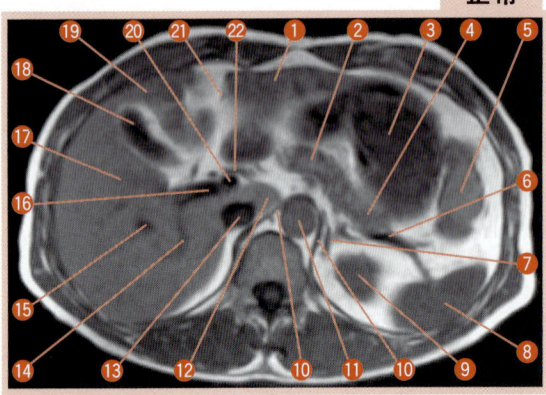

1. S3
2. 膵体部 (pancreas body)
3. 胃体部 (gastric body)
4. 膵尾部 (pancreas tail)
5. 結腸脾彎曲部 (splenic flexure of the colon)
6. 脾静脈 (splenic vein)
7. 左副腎 (left adrenal gland)
8. 脾臓 (spleen)
9. 左腎 (left kidney)
10. 横隔膜脚 (diaphragmatic crus)
11. 腹部大動脈 (abdominal aorta)
12. 尾状葉 (S1) (caudate lobe)
13. 下大静脈 (inferior vena cava)
14. 門脈後区域枝 (posterior segment branch of the portal vein)
15. 右肝静脈 (right hepatic vein)
16. 門脈右枝 (right portal vein)
17. S5
18. 胆嚢 (gallbladder)
19. S4
20. 門脈左枝 (left portal vein)
21. 肝円索 (ligament teres)
22. 総肝動脈 (common hepatic artery)

Cantlie線（胆嚢と下大静脈を結ぶ線であるが実質上は胆嚢として差しつかえない）で肝臓S4（⑲）とS5（⑰）が境界される．膵実質の信号は基本的には肝実質に類似するが，脂肪置換の程度にも左右される．

正常画像と並べてわかる 腹部・骨盤部MRI

病変

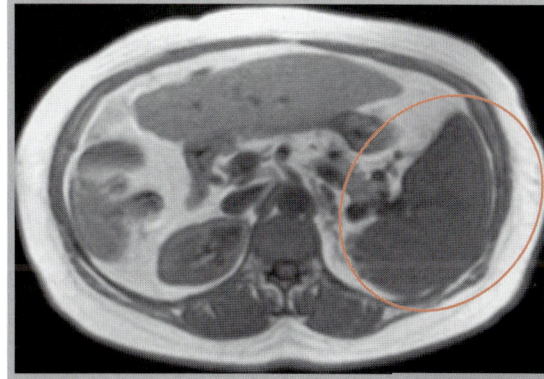

所見 肝は右葉が萎縮し，左葉外側区域が腫大している．明らかな脾腫も認められる（○）．腫大した脾臓内にはT2*強調画像にて点状の低信号域が多発している（→）．鉄沈着によるGamna-Gandy bodyの所見である．

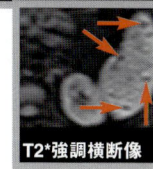

T2*強調横断像

【肝硬変，Gamna-Gandy body】

■肝硬変は肝細胞の壊死や変性によってグリソン鞘間に起こるびまん性線維化と再生結節を特徴とする．一般にT2強調画像にてびまん性線維化は炎症細胞や偽胆管腔の存在のため高信号を呈し，再生結節は低信号を呈する．

■肝硬変では肝右葉の萎縮と尾状葉，左葉外側区域の腫大を呈する．

■肝硬変での再生結節あるいは門脈圧亢進症（第2章-05「門脈圧亢進症」参照）に伴う脾腫には鉄沈着を伴うことがある．鉄沈着は特にT2*強調画像にて低信号域として鋭敏に描出される．脾臓での鉄沈着（器質化した小出血巣）をGamna-Gandy bodyと呼ぶ．

第2章 腹部T1強調横断像

05 脾腫（splenomegaly），門脈圧亢進症（portal hypertension）

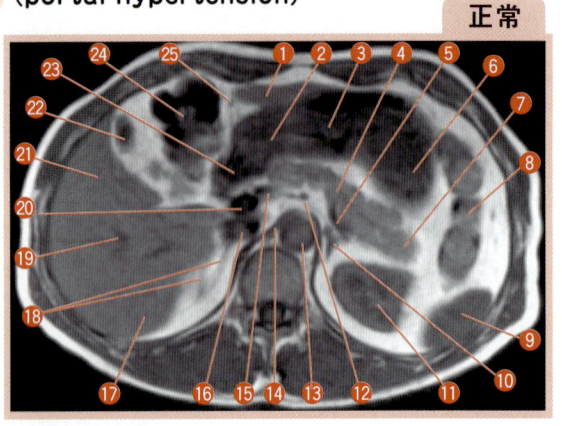

正常

1. S3
2. 胃前庭部（gastric antrum）
3. 胃角部（gastric angle）
4. 膵体部（pancreas body）
5. 脾静脈（splenic vein）
6. 胃体部（gastric body）
7. 膵尾部（pancreas tail）
8. 結腸脾彎曲部（splenic flexure of the colon）
9. 脾臓（spleen）
10. 左副腎（left adrenal gland）
11. 左腎（left kidney）
12. 左胃動脈（left gastric artery）
13. 腹部大動脈（abdominal aorta）
14. 横隔膜脚（diaphragmatic crus）
15. 総肝動脈（common hepatic artery）
16. 下大静脈（inferior vena cava）
17. S6
18. 右副腎（right adrenal gland）
19. 右肝静脈（right hepatic vein）
20. 門脈（portal vein）
21. S5
22. 胆嚢（gallbladder）
23. 十二指腸球部〜上部（duodenal bulb & 1st portion）
24. 結腸肝彎曲部（hepatic flexure of the colon）
25. 肝円索（ligament teres）

右肝静脈の尾側に向かう枝（**19**）で肝臓S5（**21**）とS6（**17**）とが境界される

病変

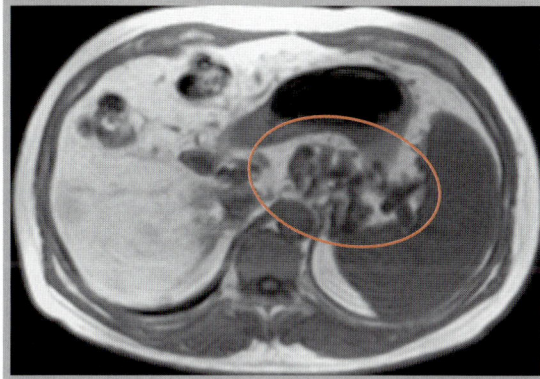

所見 肝硬変の症例. 肝は右葉を主体に著明に萎縮し, このスライスには含まれていない. 明らかな脾腫が認められ, また脾門部から後腹膜左側(膵体尾部周囲)を主体に静脈瘤が広がっている(⬭).

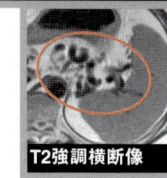

T2強調横断像

【脾腫, 門脈圧亢進症】

- 脾臓のサイズは, 小児では成人に比して相対的に大きい. 一般に成人において脾腫と判定する境界値は, 最大径で7〜10 cm程度(体格により異なる). 横断像の画像のみで脾腫の判定をする際は, 頭尾方向の径も忘れずに考慮することが重要.
- 門脈圧亢進症の側副血行路には遠肝性(hepatofugal)と向肝性(hepatopetal)とがある. 遠肝性としては胃-食道静脈瘤, spleno-renal shunt, 傍臍静脈の再開通やcaput medusae, 向肝性としては門脈閉塞時に生じるcavernous transformationが有名.
- 静脈瘤はMRI上, 流れのため無信号を呈する. MRAも静脈瘤の評価には有用.

第2章 ● 腹部T1強調横断像

第2章 腹部T1強調横断像

06 腎嚢胞 (renal cyst)

正常

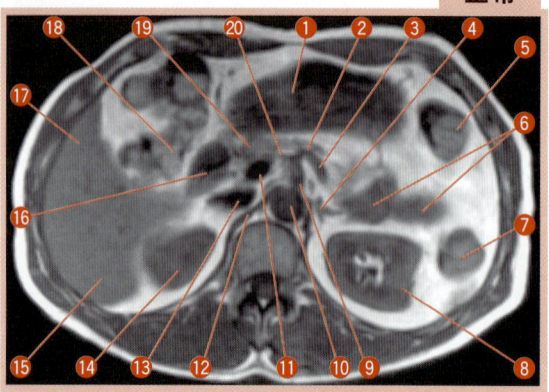

1. 胃角部 (gastric angle)
2. 脾動脈 (splenic artery)
3. 脾静脈 (splenic vein)
4. 左副腎 (left adrenal gland)
5. 横行結腸 (transverse colon)
6. 空腸 (jejunum)
7. 下行結腸 (descending colon)
8. 左腎 (left kidney)
9. 腹腔動脈 (celiac artery)
10. 腹部大動脈 (abdominal aorta)
11. 門脈 (portal vein)
12. 横隔膜脚 (diaphragmatic crus)
13. 下大静脈 (inferior vena cava)
14. 右腎 (right kidney)
15. S6
16. 十二指腸下行脚 (duodenal 2nd portion)
17. S5
18. 結腸肝彎曲部 (hepatic flexure of the colon)
19. 膵頭部 (pancreas head)
20. 総肝動脈 (common hepatic artery)

このレベルでは腹腔動脈（❾）が総肝動脈（⓴）と脾動脈（❷）に分岐する．左胃動脈は頭側レベルの横断像スライスにて一般に正切像として出現する（第2章-05の⓬参照）．

72　正常画像と並べてわかる　腹部・骨盤部MRI

病変

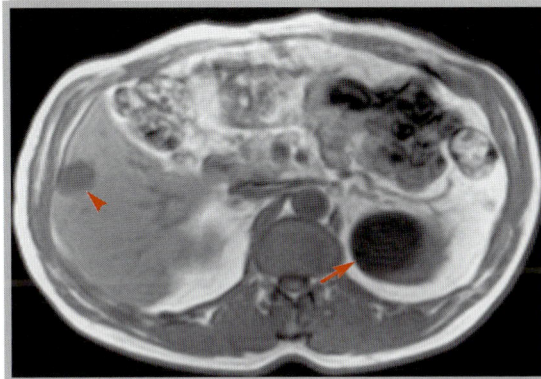

所見 左腎上極に類円形の腫瘤がみられ（→），T1強調画像にて著明な低信号を示している．Gd造影像では腫瘤は全くエンハンスされていない．単純性腎嚢胞の所見である．肝S5にみられる腫瘤（▶）は血管腫．

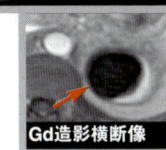

Gd造影横断像

【腎の嚢胞性腫瘤】

- 腎に認められる嚢胞性腫瘤のすべてが単純性腎嚢胞（simple renal cyst）ではなく，嚢胞性腎癌（cystic Grawitz tumor）などの嚢胞性腫瘍のこともあり注意が必要．
- 腎嚢胞性腫瘤の良悪性の鑑別にはBosniak分類が有名．カテゴリーⅠは単純性腎嚢胞で良性，カテゴリーⅡは薄い隔壁や石灰化，出血などの嚢胞内容の変化を伴うもので大部分が良性，カテゴリーⅢは不整な肥厚した壁や隔壁を伴う嚢胞性腫瘤で悪性の可能性がある．カテゴリーⅣは明らかな充実成分を伴う嚢胞性腫瘤で大部分は悪性である．

第2章 ● 腹部T1強調横断像

第2章 腹部T1強調横断像

07 腎細胞癌 (renal cell carcinoma：RCC)

正常

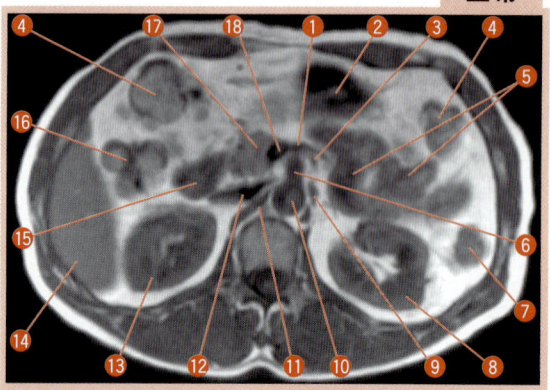

1. 脾静脈 (splenic vein)
2. 胃角部 (gastric angle)
3. 脾動脈 (splenic artery)
4. 横行結腸 (transverse colon)
5. 空腸 (jejunum)
6. 上腸間膜動脈 (superior mesenteric artery)
7. 下行結腸 (descending colon)
8. 左腎 (left kidney)
9. 左副腎 (left adrenal gland)
10. 腹部大動脈 (abdominal aorta)
11. 横隔膜脚 (diaphragmatic crus)
12. 下大静脈 (inferior vena cava)
13. 右腎 (right kidney)
14. S6
15. 十二指腸下行脚 (duodenal 2nd portion)
16. 上行結腸 (ascending colon)
17. 膵頭部 (pancreas head)
18. 上腸間膜静脈 (superior mesenteric vein)

上腸間膜動脈（⑥）と腹腔動脈は互いに近接して腹部大動脈（⑩）より分岐するため，両者の見分け方にはコツが必要だ．まずはこのスライスより尾側レベルの横断像スライスにて上腸間膜静脈と上腸間膜動脈とが並んで走行しているところを認識し（第2章–08の⑰，❶参照），そのうち左側の上腸間膜動脈を捉えて腹部大動脈へと逆行性に追跡して上腸間膜動脈の起始部を確認する．そのすぐ頭側レベルの横断像スライスにて上腸間膜動脈の起始部とは分岐角あるいは長さが（多くの例では微妙に）異なる血管が腹腔動脈である．

病変

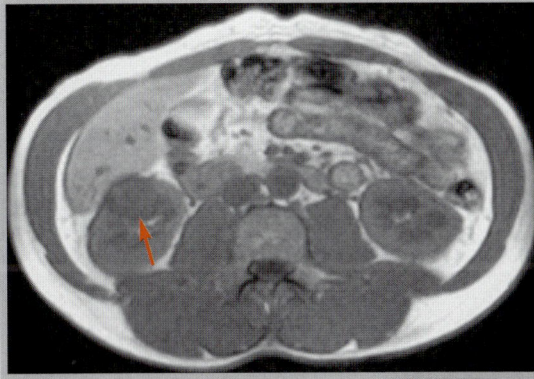

所見 右腎中極の腹側寄りに径2.9cmの不均一な信号を示す充実性腫瘤が認められる（→）．腫瘤の境界は明瞭で，腎被膜内にとどまった腎細胞癌（TNM分類のT1，Robson分類のstage I）の所見である．

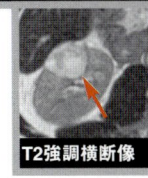

T2強調横断像

【腎細胞癌の画像診断】
- 腎臓に脂肪を含まない充実性腫瘤を見たら，まず腎細胞癌を考える（ただしごく稀に腎細胞癌が脂肪を含むことがある）．
- 腎細胞癌は周囲腎実質と比較しT1強調画像で低〜等信号，T2強調画像にて等〜高信号を呈することが多いが，内部に出血や壊死を伴うと不均一な様々な信号を示す．
- 画像診断にあたっては腫瘍の存在診断のみならず，周囲への局所浸潤，リンパ節腫大，静脈腫瘍栓といった病期診断を行うことが重要．
- 腎細胞癌は典型的には早期濃染される多血性充実性腫瘍の像を呈するが，囊胞性腫瘍や乏血性の充実性腫瘍のこともあり注意が必要．
- 鑑別としてオンコサイトーマ（oncocytoma）や脂肪をほとんど含まない血管筋脂肪腫などがあげられる．

第2章 腹部T1強調横断像

08 腎血管筋脂肪腫（angiomyolipoma of the kidney）

正常

1. 上腸間膜動脈（superior mesenteric artery）
2. 左腎静脈（left renal vein）
3. 空腸（jejunum）
4. 横行結腸（transverse colon）
5. 下行結腸（descending colon）
6. 左腎（left kidney）
7. 左腎動脈（left renal artery）
8. 腹部大動脈（abdominal aorta）
9. 膵鈎部（uncinate process of the pancreas）
10. 横隔膜脚（diaphragmatic crus）
11. 下大静脈（inferior vena cava）
12. 右腎（right kidney）
13. S6
14. 上行結腸（ascending colon）
15. 十二指腸下行脚（duodenal 2nd portion）
16. 膵頭部（pancreas head）
17. 上腸間膜静脈（superior mesenteric vein）

上腸間膜動脈（❶）と腹部大動脈（❽）との間を通る解剖構造が3つある．左腎静脈（❷），膵鈎部（❾）および十二指腸水平脚である．T1強調画像では，T2強調画像と異なり腎（❻，⓬）の皮髄境界が認識できる．腎機能が低下するとこの皮髄境界は不明瞭となる．

病変

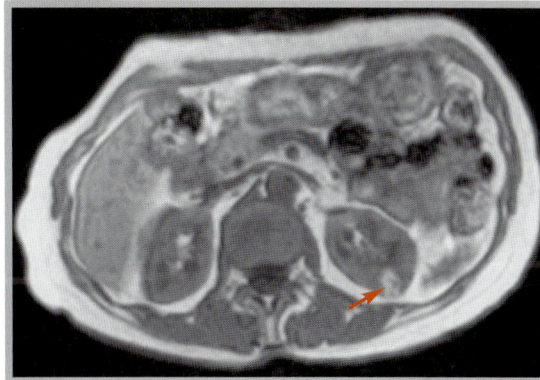

所見 左腎中極の外側にT1強調画像で高信号を示す小腫瘤が認められる（→）．脂肪抑制T1強調画像では腫瘤の高信号は抑制されており，主に脂肪からなる腫瘤であることがわかる．

脂肪抑制T1強調横断像

【血管筋脂肪腫（angiomyolipoma：AML）】

- 腎臓に脂肪を含む腫瘤を見たら，まず血管筋脂肪腫を考える．過誤腫性の良性病変である．
- "脂肪を含む"部分はT1強調画像で脂肪と同程度の高信号を示し，その高信号が脂肪抑制画像で抑制される．
- 通常は単発性に発生するが，結節性硬化症では両側性かつ多発性に発生することも多い．

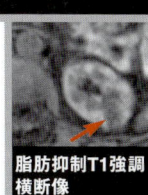

第2章 ● 腹部T1強調横断像

第2章 腹部T1強調横断像

09 悪性リンパ腫 (malignant lymphoma)

正常

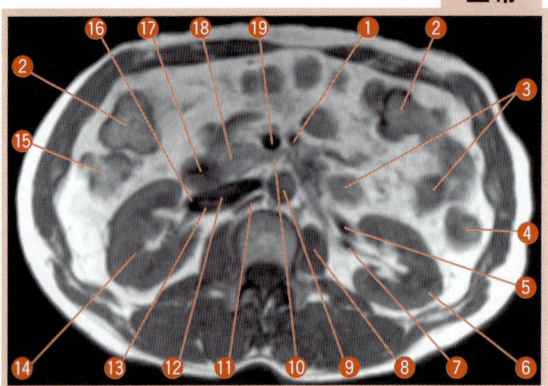

- ❶ 上腸間膜動脈 (superior mesenteric artery)
- ❷ 横行結腸 (transverse colon)
- ❸ 空腸 (jejunum)
- ❹ 下行結腸 (descending colon)
- ❺ 左腎静脈 (left renal vein)
- ❻ 左腎 (left kidney)
- ❼ 左腎動脈 (left renal artery)
- ❽ 腰筋 (psoas muscle)
- ❾ 腹部大動脈 (abdominal aorta)
- ❿ 膵鉤部 (uncinate process of the pancreas)
- ⓫ 横隔膜脚 (diaphragmatic crus)
- ⓬ 下大静脈 (inferior vena cava)
- ⓭ 右腎動脈 (right renal artery)
- ⓮ 右腎 (right kidney)
- ⓯ 上行結腸 (ascending colon)
- ⓰ 右腎静脈 (right renal vein)
- ⓱ 十二指腸下行脚 (duodenal 2nd portion)
- ⓲ 膵頭部 (pancreas head)
- ⓳ 上腸間膜静脈 (superior mesenteric vein)

腸内容はT1強調画像にて高信号を呈することも多いが (❷, ❸, ❹, ⓯), この高信号は (一般的に用いられる周波数選択による) 脂肪抑制画像では抑制されない.

病変

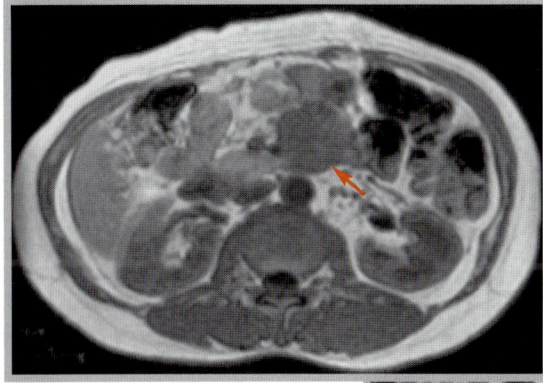

所見 上腸間膜動脈に接する格好でT1強調画像で低信号の充実性腫瘤が認められる（→）．T2強調画像では腫瘤内部を血管が走行している様子が明瞭で（▶），いわゆるsandwich signの所見である．

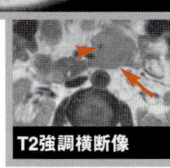

T2強調横断像

【悪性リンパ腫，sandwich sign】

■悪性リンパ腫は腹部・骨盤部領域においてリンパ節，肝，脾，消化管以外にも膵，腎，子宮，腟，膀胱，睾丸など様々な部位に発生しうる．

■肝臓，脾臓の悪性リンパ腫は腫瘤像（多発ないし単発性）を呈する場合と，明らかな腫瘤を呈さずに肝脾腫のみでくる場合がある．一方で肝臓や脾臓に画像形態上の異常がなくてもリンパ腫の浸潤があることもある．

■1カ所から発生した腫瘤なら隣接した血管を腫瘤と反対方向に圧排するが，多中心性に発生した腫瘤（多発性リンパ節腫大など）では血管を囲む（挟む）形になる．これをサンドイッチサイン（sandwich sign）といい，悪性リンパ腫に典型的なサインとされている．

第2章 腹部T1強調横断像

10 多嚢胞腎（polycystic kidney：PCK）

正常

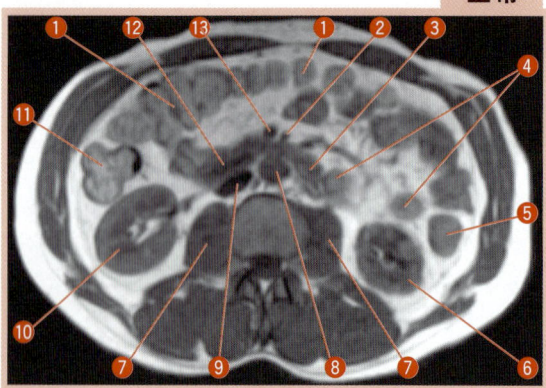

1. 横行結腸（transverse colon）
2. 上腸間膜動脈（superior mesenteric artery）
3. 十二指腸上行部（duodenal 4th portion）
4. 空腸（jejunum）
5. 下行結腸（descending colon）
6. 左腎（left kidney）
7. 腰筋（psoas muscle）
8. 腹部大動脈（abdominal aorta）
9. 下大静脈（inferior vena cava）
10. 右腎（right kidney）
11. 上行結腸（ascending colon）
12. 十二指腸水平脚（duodenal 3rd portion）
13. 上腸間膜静脈（superior mesenteric vein）

膵頭部が終わると同時に十二指腸水平脚（⑫）が出現する（CA19-9上昇など膵臓の病変を疑うときは十二指腸水平脚が出現するまでしっかりと見る）．

病変

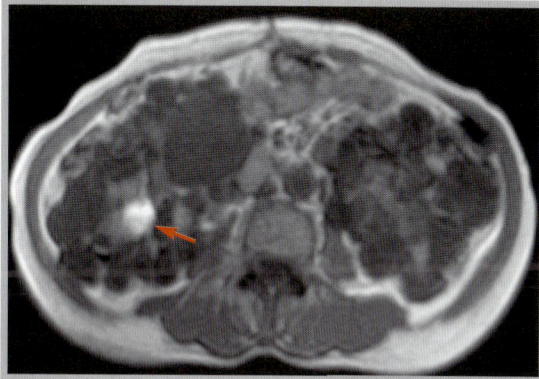

所見 両腎は多数のcystに置き換えられ，全体として腫大している．一部にT1強調画像で高信号，T2強調画像で低信号を示す囊胞も認められる（→）．

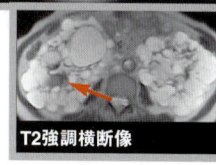

T2強調横断像

【多嚢胞腎】

- 多嚢胞腎はadult type polycystic diseaseの腎病変として発生する．肝，膵の囊胞に加え，脾，副腎，卵巣，精巣，肺にも囊胞性疾患を合併しやすいとされている．
- 常染色体優性遺伝であるためADPKD（autosomal dominant polycystic kidney disease）とも呼称する．
- 多嚢胞腎と単なる多発性腎嚢胞との違いは，腎が腫大することにある．嚢胞の数も多嚢胞腎の方が圧倒的に多い．個々の嚢胞は様々な内容成分を含み，MRIにて多彩な信号を呈する．
- 脳動脈瘤の合併頻度が高いため，本症の患者には頭部のMRAも施行する必要がある．

第2章 ● 腹部T1強調横断像

第2章 腹部T1強調横断像

11 傍神経節腫 (paraganglioma)

正常

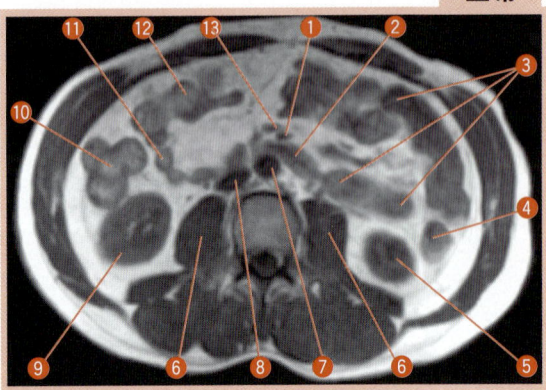

- ❶ 上腸間膜動脈 (superior mesenteric artery)
- ❷ 十二指腸上行部 (duodenal 4th portion)
- ❸ 空腸 (jejunum)
- ❹ 下行結腸 (descending colon)
- ❺ 左腎 (left kidney)
- ❻ 腰筋 (psoas muscle)
- ❼ 腹部大動脈 (abdominal aorta)
- ❽ 下大静脈 (inferior vena cava)
- ❾ 右腎 (right kidney)
- ❿ 上行結腸 (ascending colon)
- ⓫ 回腸 (ileum)
- ⓬ 横行結腸 (transverse colon)
- ⓭ 上腸間膜静脈 (superior mesenteric vein)

筋肉（❻など）はT1強調画像，T2強調画像いずれでも低信号を示す．

病変

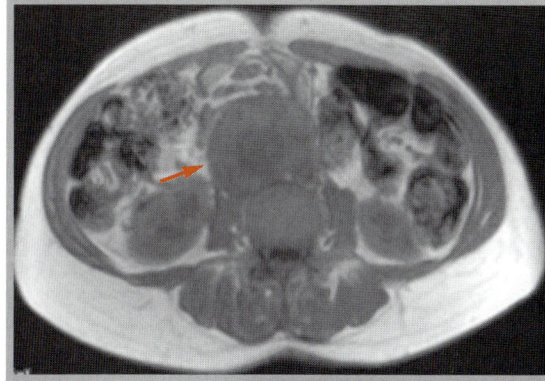

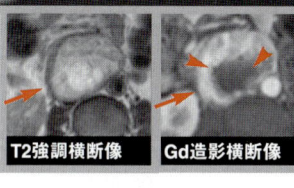

所見 血中カテコラミン高値の高血圧症の患者．腎下極レベルで腹部大動脈の右前方に充実性腫瘤が認められる（→）．T2強調画像では不均一ながらも全体としてかなり高い信号を呈し，Gd造影像では辺縁部がよくエンハンスされ中心部が液化している（▶）．

T2強調横断像 **Gd造影横断像**

【傍神経節腫】

■傍神経節腫は褐色細胞腫と基本的に病理組織像は同じである．病理学の定義では，副腎に発生したものを褐色細胞腫，副腎外に発生したものを傍神経節腫と呼んでいる．臨床的には機能性の傍神経節腫は副腎外褐色細胞腫と呼称されることが多い．したがって傍神経節腫の画像所見は基本的に副腎褐色細胞腫に準ずる．

■腫瘤は一般に3cm以上で，充実部分は早期相からよくエンハンスされT2強調画像での信号も高いことが多い．

■特に高血圧発作を起こしたような症例では，腫瘤中心部に壊死や出血による液化した部分を伴うことが多い．

第2章 ● 腹部T1強調横断像

第3章
腹部T2強調冠状断像

第3章 腹部T2強調冠状断像

01 胆嚢腺筋腫症（adenomyomatosis of the gallbladder）

正常

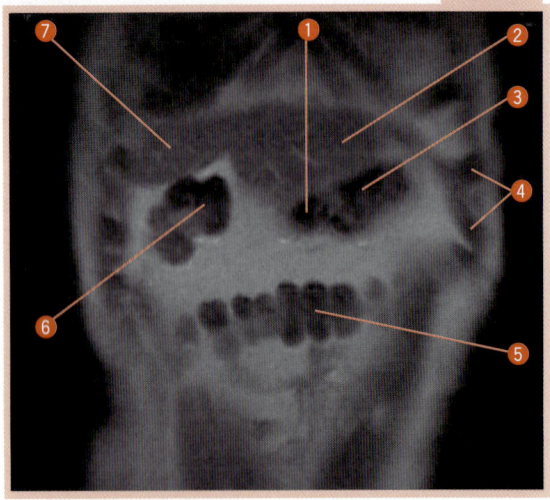

- ❶ 胃角部（gastric angle）
- ❷ 肝外側区域（lateral segment of the liver）
- ❸ 胃体部（gastric body）
- ❹ 肋骨（rib）
- ❺ 横行結腸（transverse colon）
- ❻ 結腸肝彎曲部（hepatic flexure of the colon）
- ❼ 肝内側区域（medial segment of the liver）

通常，肝臓は外側区域（❷）のS3と内側区域（❼），結腸は横行結腸（❺），胃は胃角部（❶）がそれぞれの臓器の中で最も腹側に位置する．

病変

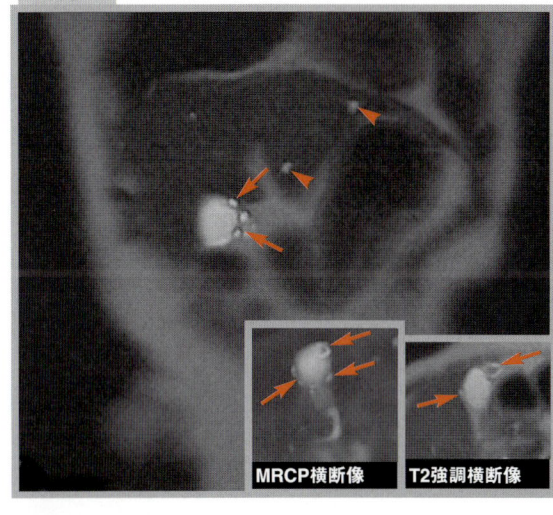

MRCP横断像　T2強調横断像

所見　胆嚢壁に沿って拡張したロキタンスキー・アショフ洞（Rokitansky-Aschoff sinus：RAS）の所見が認められる（→）．典型的な胆嚢腺筋腫症の所見である．肝外側区域に小さな肝嚢胞も散在している（▶）．

【胆嚢腺筋腫症】
- 胆嚢腺筋腫症はCTやエコー検査では非特異的な胆嚢壁肥厚所見を呈することも多く，腫瘍（特に胆嚢癌）との鑑別が問題となる．ただしエコー検査でもコメットエコーを伴う壁肥厚では本症を強く疑う．
- 胆嚢腺筋腫症の画像上の最大の特徴は，RASの拡張所見であり，腫瘍を否定して本症を強く疑う根拠となる．
- 拡張したRASの描出にはMRCPが最も優れており，RASが本来の胆嚢内腔との交通が不良な場合には描出されにくい直接造影（ERCPやPTCなど）の描出能を凌駕する．胆嚢腺筋腫症を疑ったら迷わずMRCPをオーダーしよう！

第3章　腹部T2強調冠状断像

第3章 腹部T2強調冠状断像

02 大網嚢腫 (omental cyst)

正常

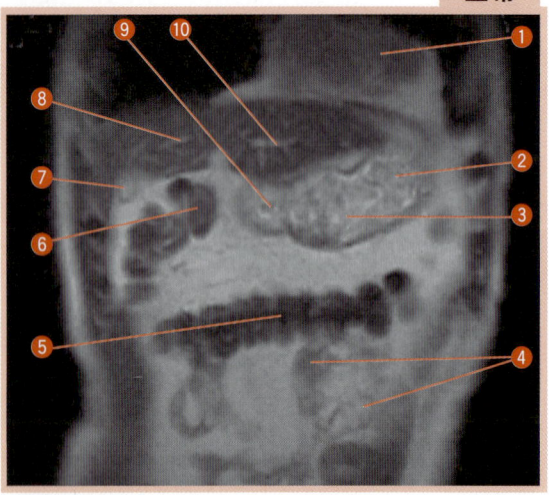

- ① 心臓 (heart)
- ② 胃体部 (gastric body)
- ③ 胃角部 (gastric angle)
- ④ 空腸 (jejunum)
- ⑤ 横行結腸 (transverse colon)
- ⑥ 結腸肝彎曲部 (hepatic flexure of the colon)
- ⑦ 胆嚢底部 (fundus of the gallbladder)
- ⑧ 肝内側区域 (medial segment of the liver)
- ⑨ 胃前庭部 (gastric antrum)
- ⑩ 肝外側区域 (lateral segment of the liver)

心臓（❶）の直下には肝外側区域（❿）が位置する．肝外側区域の小腫瘤の描出能が心拍動の影響を受けて低下することがあるのは，この解剖学的位置関係による．

病変

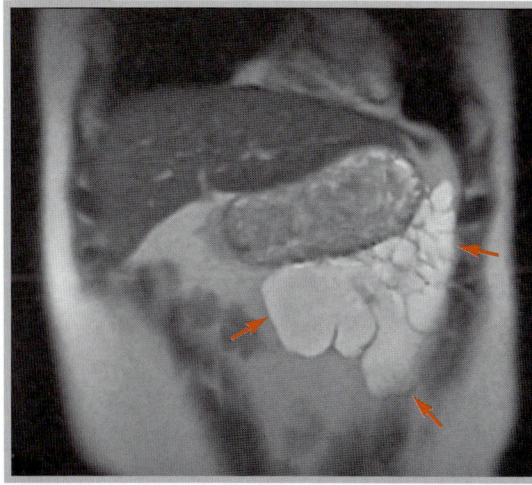

所見 胃角部〜前庭部の大彎から尾側に垂れ下がるように多房性の囊胞性腫瘤が広がっている（→）．その解剖学的位置より大網の病変であることが容易に推測できる．

【大網囊腫，腸間膜囊腫，リンパ管腫】
- 大網囊腫や腸間膜囊腫（mesenteric cyst）の本態はcystic lymphangiomaであるとされている．
- リンパ管腫（lymphangioma）は臨床的には腫瘍として取り扱われているが，その本態は発生異常であり，ある部位において先天的なリンパ管の接合不全があり，それにより二次的に拡張したリンパ管の集簇が臨床的にリンパ管腫として認識されている．
- 拡張したリンパ管のサイズによりcapillary, cavernous, cysticの3つのlymphangiomaに分類されており，肉眼的に認識可能な大きなcystを形成するのがcystic lymphangiomaである．
- 発生異常であるため，基本的に良性病変である．

第3章 ● 腹部T2強調冠状断像

第3章 腹部T2強調冠状断像

03 肝内結石（intrahepatic bile duct stone：IHBD stone）

正常

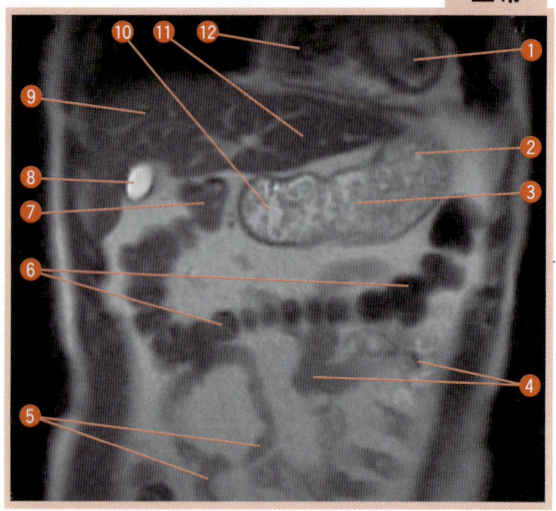

① 左心室（left ventricle）
② 胃体部（gastric body）
③ 胃角部（gastric angle）
④ 空腸（jejunum）
⑤ 回腸（ileum）
⑥ 横行結腸（transverse colon）
⑦ 結腸肝彎曲部（hepatic flexure of the colon）
⑧ 胆嚢底部（fundus of the gallbladder）
⑨ 肝内側区域（medial segment of the liver）
⑩ 胃前庭部（gastric antrum）
⑪ 肝外側区域（lateral segment of the liver）
⑫ 右心室（right ventricle）

胃の大彎側と横行結腸（⑥）とは互いに密接な位置関係にあり、病変が互いに波及しやすい。右心室（⑫）に比べて明らかに厚い左心室（①）の壁は、基本的に筋肉（横紋筋）で構成されているためT2強調画像で低信号を示す。低信号域周囲の高信号域は脂肪層（fat pad）である。

病変

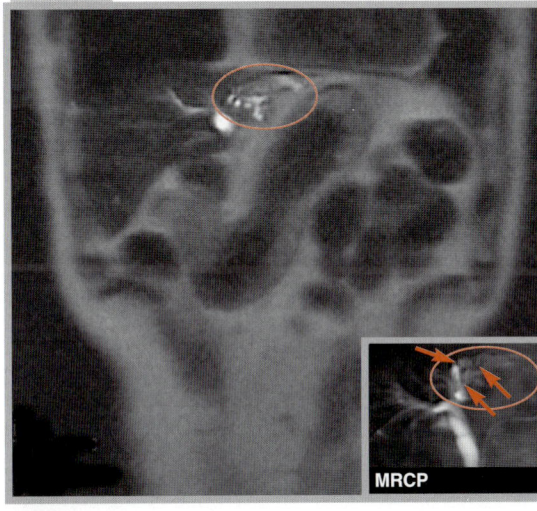

所見 胆嚢摘出後の症例であり、そのためMRCPにおいて肝外胆管は全体に太めの径を呈しているが、それとは別に肝外側区域に限局した肝内胆管の拡張があり（○）、その内部には複数の陰影欠損が認められる（→）.

【肝内結石】

- 肝内結石はCTでは高濃度，エコー検査では音響陰影を伴うストロングエコー，MRIでは無信号域（ないし著明な低信号域）を呈する．いずれの画像検査法でもその末梢側に限局した肝内胆管の拡張を伴うことが特徴である．
- MRIによる肝内結石の評価にはルーチンのMRI撮像よりもMRCPの方が有用で，限局性の肝内胆管拡張と拡張胆管内の陰影欠損の像を呈する．
- 腫瘍による肝内胆管拡張の症例では，病変部（腫瘍）がT2強調画像にて淡い高信号を呈し，非常に低い信号を呈する結石との鑑別点になる．

第3章 ● 腹部T2強調冠状断像

第 3 章 腹部T2強調冠状断像

04 胆管周囲嚢胞 (peribiliary cyst)

正常

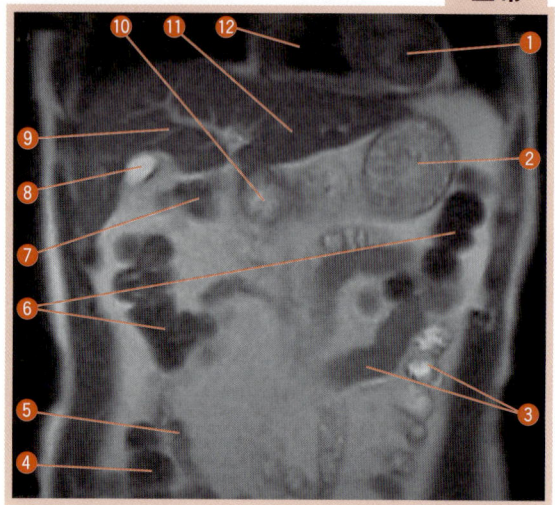

- ❶ 左心室 (left ventricle)
- ❷ 胃体部 (gastric body)
- ❸ 空腸 (jejunum)
- ❹ 上行結腸 (ascending colon)
- ❺ 回腸 (ileum)
- ❻ 横行結腸 (transverse colon)
- ❼ 結腸肝彎曲部 (hepatic flexure of the colon)
- ❽ 胆嚢体部 (body of the gallbladder)
- ❾ 肝内側区域 (medial segment of the liver)
- ❿ 胃前庭部 (gastric antrum)
- ⓫ 肝外側区域 (lateral segment of the liver)
- ⓬ 右心室 (right ventricle)

胃は胃角部が最も腹側に位置し，胃体部（❷）と前庭部（❿）は背側に向かうことがこの冠状断でもわかりやすい．胆嚢は3等分して底部（fundus），体部（body），頸部（neck）と呼ぶことはご存知かと思うが，頸部は特に折れ曲がっている場合にそこに存在する結石やポリープなどを見落としやすく注意が必要だ．底部は胆嚢腺筋腫症の好発部位で，底部のみに限局したRASの拡張所見はやはり見落としやすいので注意を要する．

病変

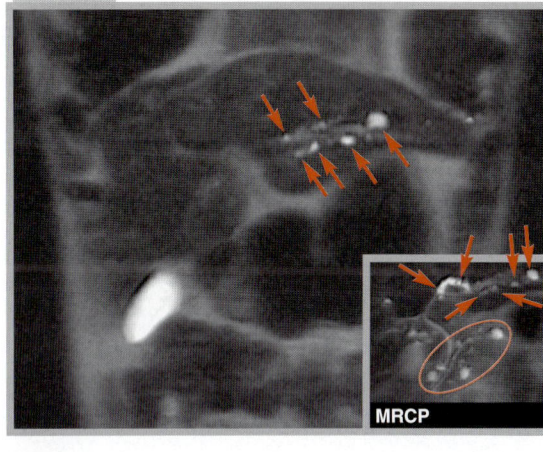

所見 肝外側区域の肝内胆管に沿って、小嚢胞が数珠状に並んで認められる（→）。典型的なperibiliary cystの所見である。MRCPでは膵にも多発性嚢胞が認められる（○）。

【peribiliary cyst】

- peribiliary cystは肝門部胆管から中枢側の肝内胆管を主体に存在するperiductal gland（胆管周囲腺）の貯留嚢胞（retention cyst）である。病的意義はほとんどないため一般にはあまり知られていないが、その頻度は高くMRCPではしばしば遭遇する。
- 特定の基礎疾患がなくても発生するが、多嚢胞腎などの嚢胞性疾患や慢性肝疾患（慢性肝炎など）に合併しやすい。
- エコー検査やCTにて肝内胆管拡張と誤認され、悪性腫瘍疑いの診断にてERCPなどの侵襲的検査に回されることも少なくない。診断にはMRCPが第一選択であり、不要な検査を避けるためにもこの病名をしっかりと認識して適切に画像検査をオーダーする必要がある。

第 3 章 腹部T2強調冠状断像

05 膵管内乳頭状粘液産生腫瘍（IPMN）

正常

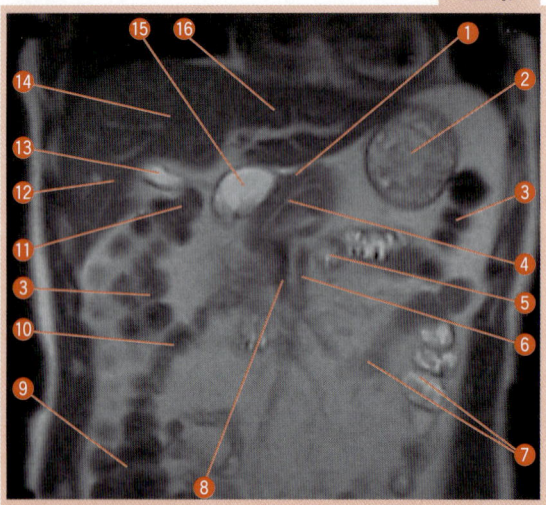

- ❶ 膵体部（pancreas body）
- ❷ 胃体部（gastric body）
- ❸ 横行結腸（transverse colon）
- ❹ 主膵管（main pancreatic duct）
- ❺ 十二指腸上行部（duodenal 4th portion）
- ❻ 上腸間膜動脈（superior mesenteric artery）
- ❼ 空腸（jejunum）
- ❽ 上腸間膜静脈（superior mesenteric vein）
- ❾ 上行結腸（ascending colon）
- ❿ 回腸（ileum）
- ⓫ 結腸肝彎曲部（hepatic flexure of the colon）
- ⓬ 肝前区域（anterior segment of the liver）
- ⓭ 胆嚢頸部（neck of the gallbladder）
- ⓮ 肝内側区域（medial segment of the liver）
- ⓯ 十二指腸球部（duodenal bulb）
- ⓰ 肝外側区域（lateral segment of the liver）

主膵管（❹）は液体（膵液）を含んでいるためT2強調画像にて著明な高信号の線状構造として捉えられる．上腸間膜静脈（❽）の左縁が膵頭部と膵体部（❶）との境界となる．

正常画像と並べてわかる　腹部・骨盤部MRI

病変

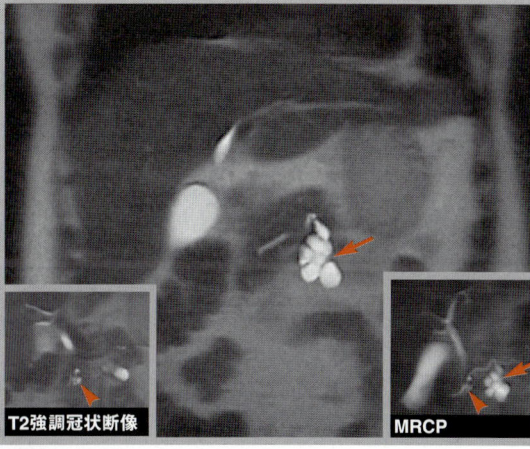

T2強調冠状断像

MRCP

所見 膵体部（→）と膵頭部（▶）にいずれも"ぶどうの房状"の多房性嚢胞性腫瘍が認められる．典型的なIPMN（分枝型）の所見である．

【膵管内乳頭状粘液産生腫瘍（IPMN）】
- 膵管内乳頭状粘液産生腫瘍は，従来はIPMTと呼ばれていたが，最近は主に病理学の分野で用いられていたIPMN（intraductal papillary mucinous neoplasm）という用語で呼称されることが多い．
- IPMNは，膵管の壁に沿って（intraductal），乳頭状発育を示しながら（papillary），かつ粘液を産生しながら（mucinous）広がる腫瘍（neoplasm or tumor）である．
- IPMNは，主膵管から発生する主膵管型，分枝膵管から発生する分枝型，および両者の混合型の3つに分類される．主膵管型では膵管拡張が，分枝型では嚢胞性腫瘤が主たる画像形態となる．
- 分枝型では粘液性囊胞腺腫などのMCT（mucinous cystic tumor）との鑑別を要するが，MCTでは1個の球形腫瘤の内部が仕切られた"みかん状"を呈するのに対し，IPMN分枝型では分枝膵管の走行に沿って広がるため"ぶどうの房状"を呈する．MCTは原則として単発性だが，IPMNは多発することも多い．
- IPMNは病理学的にはhyperplasia，adenoma，adenocarcinomaに分類され，adenocarcinomaはさらに膵管壁を超えて膵実質に進展するか否かで浸潤性と非浸潤性とに分けられる．

第3章 ● 腹部T2強調冠状断像

第3章 腹部T2強調冠状断像

06 腫瘤形成性膵炎

正常

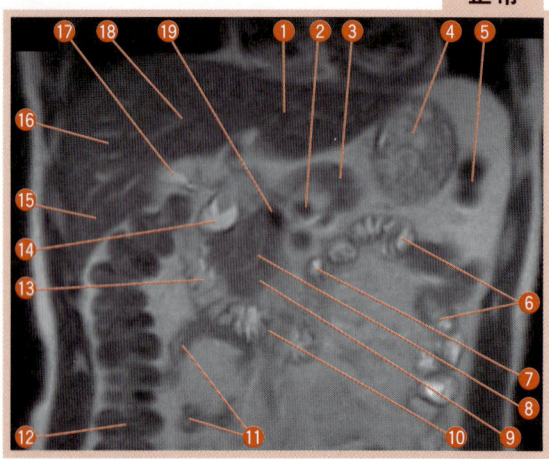

- ❶ 肝外側区域（lateral segment of the liver）
- ❷ 上腸間膜動脈（superior mesenteric artery）
- ❸ 膵体部（pancreas body）
- ❹ 胃体部（gastric body）
- ❺ 結腸脾彎曲部（splenic flexure of the colon）
- ❻ 空腸（jejunum）
- ❼ 十二指腸上行部（duodenal 4th portion）
- ❽ 主膵管（main pancreatic duct）
- ❾ 膵頭部（pancreas head）
- ❿ 十二指腸水平脚（duodenal 3rd portion）
- ⓫ 回腸（ileum）
- ⓬ 上行結腸（ascending colon）
- ⓭ 十二指腸下行脚（duodenal 2nd portion）
- ⓮ 十二指腸上部（duodenal 1st portion）
- ⓯ 肝後区域（posterior segment of the liver）
- ⓰ 肝前区域（anterior segment of the liver）
- ⓱ 胆嚢頸部（neck of the gallbladder）
- ⓲ 肝内側区域（medial segment of the liver）
- ⓳ 上腸間膜静脈（superior mesenteric vein）

十二指腸が"C-loop"を描く．主膵管（❽）は十二指腸下行脚（⓭）のVater乳頭に向かって走行する．

病変

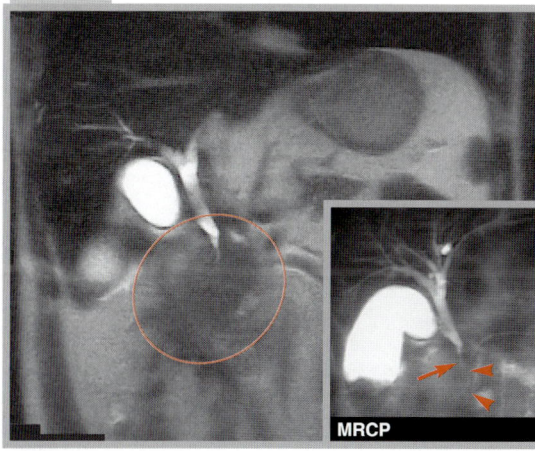

所見 膵頭部が腫瘤状に腫大し（〇），下部胆管や主膵管が狭窄している．詳細に観察するとMRCPにて下部胆管は先細りしつつも痕跡的に内腔が残存しており（→），主膵管もかろうじて認識しうる（▶）．

【腫瘤形成性膵炎】

- 腫瘤形成性膵炎は慢性膵炎の特殊型であるが，腫瘤を形成し悪性腫瘍と紛らわしい像を呈するため臨床的には独立した疾患概念として取り扱われている．
- 病変部において膵管や総胆管の狭窄をきたし，また腫瘤状を呈することからMRI上も膵癌との鑑別が難しい．ただし膵癌と比較すると狭窄の程度がより軽度なため，MRCP上"腫瘤"の内部に痕跡的に膵管や総胆管の内腔が開存していることがあり，これを"duct-penetrating sign"と呼称し腫瘤形成性膵炎の特徴としている．
- 一見膵癌のような画像でも，リンパ節腫大がなく該当病変部以外に膵炎の画像所見がないのに検査データなどが膵炎の臨床像を呈している場合には，本症を必ず鑑別の一つに加えておく必要がある．

第3章 ● 腹部T2強調冠状断像

第3章 腹部T2強調冠状断像

07 膵胆管合流異常

正常

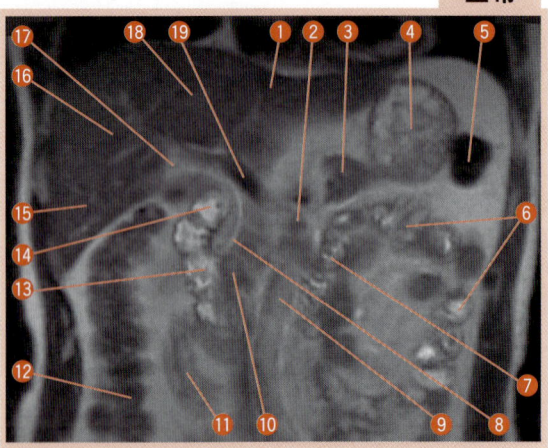

1. 肝外側区域 (lateral segment of the liver)
2. 上腸間膜動脈 (superior mesenteric artery)
3. 膵体部 (pancreas body)
4. 胃体部 (gastric body)
5. 結腸脾彎曲部 (splenic flexure of the colon)
6. 空腸 (jejunum)
7. 十二指腸上行部 (duodenal 4th portion)
8. 総胆管 (common bile duct)
9. 腹部大動脈 (abdominal aorta)
10. 膵頭部 (pancreas head)
11. 回腸 (ileum)
12. 上行結腸 (ascending colon)
13. 十二指腸下行脚 (duodenal 2nd portion)
14. 十二指腸上部 (duodenal 1st portion)
15. 肝後区域 (posterior segment of the liver)
16. 肝前区域 (anterior segment of the liver)
17. 胆嚢管 (cystic duct)
18. 肝内側区域 (medial segment of the liver)
19. 門脈 (portal vein)

総胆管（❽）が十二指腸下行脚（⓭）のVater乳頭に開口する．胆嚢管（⓱）はハイスターらせん弁を有しているため規則正しいギザギザした形態を有しており，胆嚢管を同定するときの重要な指標になる．胆嚢管は長さや総胆管（❽）に合流する3管合流部の高さがまちまちで，総胆管と併走する部分が総胆管の径を過大評価する原因となったり，ハイスターらせん弁と総胆管との間の間隙を総胆管結石による陰影欠損と誤認されたりすることがあり注意が必要だ．

病変

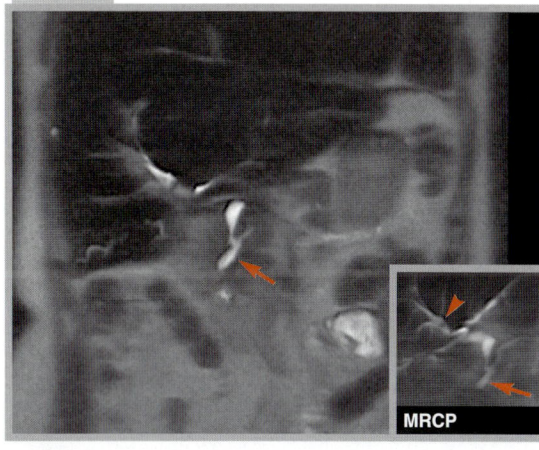

所見 主膵管と総胆管とがVater乳頭手前で早く合流し，共通管を形成している（→）．共通管は軽度拡張している．本症例では前区域の胆管枝に結石も認められる（▶）．

【膵胆管合流異常】

- 主膵管と総胆管は，Vater乳頭に開口する部位において通常は別々の括約筋の制御を受け膵液が総胆管に，胆汁が膵管に逆流することはない．膵胆管合流異常はこの制御機構が働かずに互いに逆流をきたしうる状態と病態生理学的には定義される．
- 膵胆管合流異常の画像的な定義には共通管（common channel）が重要で，ERCP上は共通管の長さで定義される．MRCP上は共通管が明らかに認められたら膵胆管合流異常と考えてよい．この両者の画像定義上の違いは，MRCPではERCPのような造影剤の圧入を行わずに生理的な胆管/膵管の内圧で撮像しているため，括約筋の制御を受けない共通管のみが描出されてくるためと考えられる．
- 膵胆管合流異常では先天性胆管拡張症や胆道系悪性腫瘍はじめ種々の膵・胆道疾患の発生頻度が高くなる．

第3章 ● 腹部T2強調冠状断像

第3章 腹部T2強調冠状断像

08 腎外腎盂（extrarenal pelvis）

正常

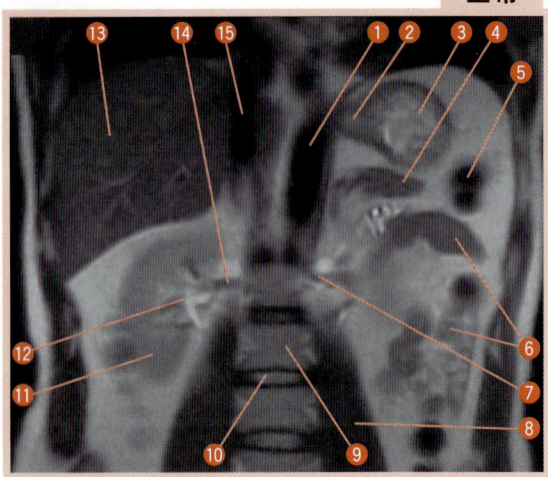

1. 腹部大動脈（abdominal aorta）
2. 食道－胃接合部（EC junction）
3. 胃底部（gastric fundus）
4. 膵尾部（pancreas tail）
5. 結腸脾彎曲部（splenic flexure of the colon）
6. 空腸（jejunum）
7. 左腎動脈（left renal artery）
8. 腰筋（psoas muscle）
9. 椎体（vertebral body）
10. 椎間板（intervertebral disc）
11. 右腎（right kidney）
12. 右腎盂（right renal pelvis）
13. 肝臓（liver）
14. 右腎動脈（right renal artery）
15. 下大静脈（inferior vena cava）

このスライスでは食道－胃接合部（❷）が出現し，さらに背側に向かって胃底部（胃穹窿部）（❸）が広がる．膵臓も一般に体部から尾部（❹）へと背側に向かう．

正常画像と並べてわかる　腹部・骨盤部MRI

病変

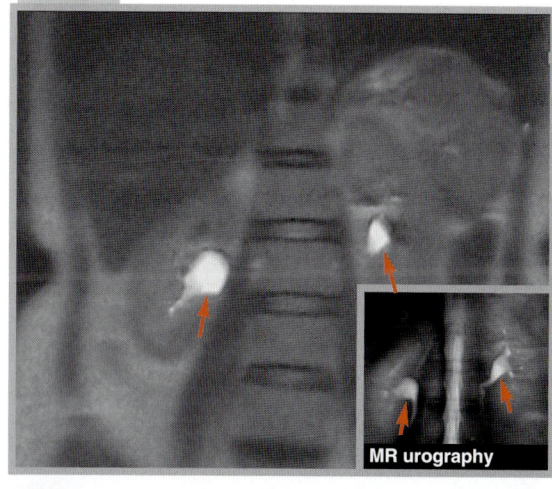

所見
両側の腎盂が(やや右側優位に)拡張したような形態を呈しているが(→)、MR urographyにて腎杯や尿管に拡張は認められない。

【腎・尿路の正常バリエーション】
- 腎外腎盂は病的意義なく腎盂が拡張したような形態を呈している正常バリエーションであり、腎杯や尿管に拡張がない点が水腎症との鑑別点となる。
- 胎児分葉(fetal lobulation)は、腎小葉どうしの接合部が規則正しく陥凹した胎生期の状態が存続している状態で、腎の輪郭が分葉状となる。
- 肥大ベルタン柱(hypertrophied Bertin's column)は腎中極の腎実質が腫瘤状に腎洞部に突出する状態で二分腎盂などの際にみられる(『腹部・骨盤部CT』第1章-18「肥大Bertin柱」参照)。
- dromedary hump("ラクダのコブ"の意)は脾の下極が左腎の上方外側を圧迫することにより二次的に左腎中極が"ラクダのコブ"状に外方に突出することを指す。

*胎児分葉、肥大ベルタン柱、dromedary humpいずれもエコー検査などにて腎腫瘤と誤認されやすい。被検者を無用な精密検査に回さないためにもこれらの正常バリエーションに精通しておく必要がある。

第3章 ● 腹部T2強調冠状断像

第3章 腹部T2強調冠状断像

09 原発性アルドステロン症 (primary aldosteronism)

正常

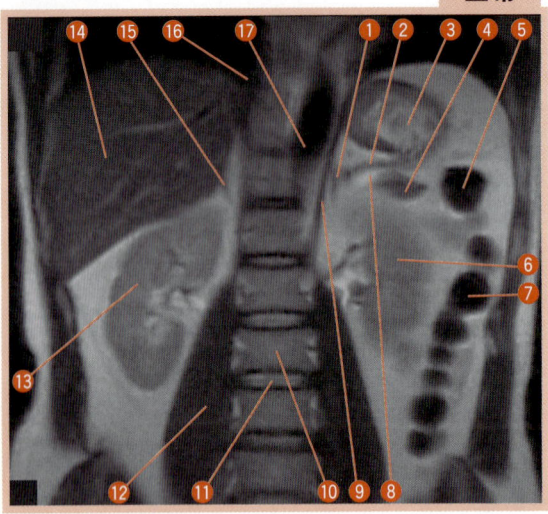

1. 左副腎 (left adrenal gland)
2. 脾動脈 (splenic artery)
3. 胃底部 (gastric fundus)
4. 膵尾部 (pancreas tail)
5. 結腸脾彎曲部 (splenic flexure of the colon)
6. 左腎 (left kidney)
7. 下行結腸 (descending colon)
8. 脾静脈 (splenic vein)
9. 横隔膜脚 (diaphragmatic crus)
10. 椎体 (vertebral body)
11. 椎間板 (intervertebral disc)
12. 腰筋 (psoas muscle)
13. 右腎 (right kidney)
14. 肝臓 (liver)
15. 右副腎 (right adrenal gland)
16. 下大静脈 (inferior vena cava)
17. 腹部大動脈 (abdominal aorta)

脾動脈 (❷) は流速が速いため無信号となるが (flowによりsignal-voidになるためflow-voidと呼ぶ)，脾静脈 (❽) は本症例では高信号となっている．このように静脈では流速が遅いため特にスライス面に対して並行に近く走行した場合にflow-voidにならずに高信号を呈することがあり注意を必要とする．同じ理由で本症例では肝静脈や腎静脈も一部で高信号を呈している．

病変

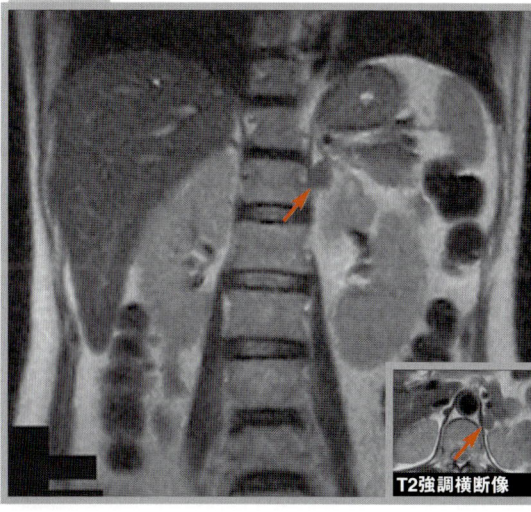

T2強調横断像

所見 高血圧の精査目的にて来院．血清アルドステロン値が高値を呈している．T2強調画像にて左副腎に径1.6cmの比較的低い信号を示す腫瘤が認められる（→）．

【副腎機能性/非機能性腫瘍】

■高血圧をきたす副腎機能性腫瘍の代表例に原発性アルドステロン症，クッシング症候群，褐色細胞腫があげられるが，一般にこの順にサイズが小さく，T2強調画像での信号が低く，造影効果に乏しい．

■一般に原発性アルドステロン症はMRIやCTなどの画像所見のみからは非機能性腺腫との鑑別が困難で，診断にあたってはホルモンデータを参考にする必要がある（『腹部・骨盤部CT』第1章-09「副腎 非機能性腺腫」参照）．

■褐色細胞腫は一般にサイズが大きく，中心部の液化部分以外の充実成分はよく造影され，T2強調画像での信号も高い（『腹部・骨盤部CT』第1章-11「褐色細胞腫」参照）．

■クッシング症候群では一般にサイズも造影効果も原発性アルドステロン症と褐色細胞腫との中間くらいで，微量の脂肪を伴うことが特徴である．

第3章 腹部T2強調冠状断像

10 水腎症 (hydronephrosis)

正常

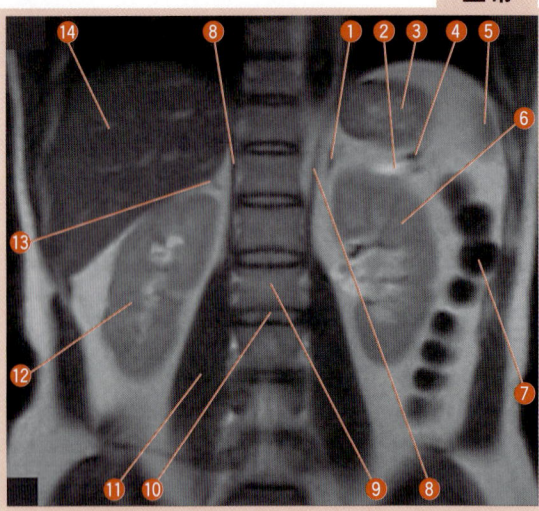

- ❶ 左副腎 (left adrenal gland)
- ❷ 脾静脈 (splenic vein)
- ❸ 胃底部 (gastric fundus)
- ❹ 脾動脈 (splenic artery)
- ❺ 脾臓 (spleen)
- ❻ 左腎 (left kidney)
- ❼ 下行結腸 (descending colon)
- ❽ 横隔膜脚 (diaphragmatic crus)
- ❾ 椎体 (vertebral body)
- ❿ 椎間板 (intervertebral disc)
- ⓫ 腰筋 (psoas muscle)
- ⓬ 右腎 (right kidney)
- ⓭ 右副腎 (right adrenal gland)
- ⓮ 肝臓 (liver)

横隔膜脚（❽）が付着部である椎体に向かって頭尾方向に走行する．この部分が横断像では結節状に見えてリンパ節と紛らわしいことがある．

病変

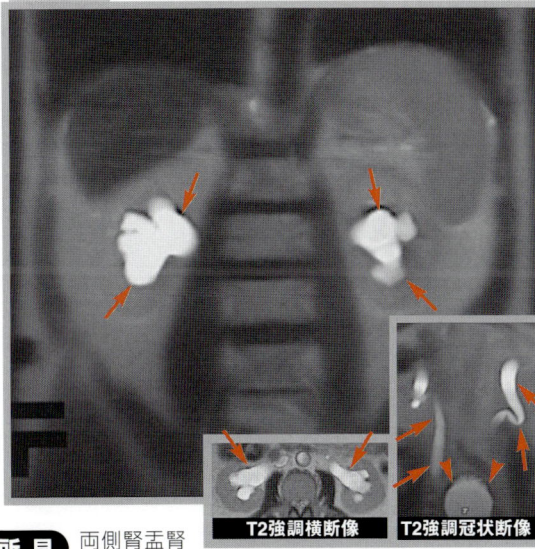

所見 両側腎盂腎杯や尿管に明らかな拡張がみられ（➡），両側腎実質はわずかに菲薄化している．膀胱壁は肉柱形成を伴いつつ肥厚している（➡）．神経因性膀胱による両側水腎症の症例である．

【水腎症】

- 水腎症は様々な原因で起こりうる．腫瘍や結石以外に後腹膜線維症，先天異常，炎症，外傷などでも起こることに注意しよう．
- 水腎症により排泄能が低下してくると，経静脈性尿路造影（intravenous urography：IVU）でも造影剤の排泄不良により描出能が低下する．この状況下においてはMRU（MR urography）（第10章-03「MR urography」参照）が水腎症の評価に非常に有用である．
- 水腎症の症例では尿路系の内腔が拡張していることのみならず，腎実質の菲薄化や拡張した腎盂/尿管の壁肥厚にも着目する．前者は腎瘻造設術などの水腎症治療後に腎機能が改善するかどうか，後者は閉塞尿路が感染を起こしているかどうかの指標となりうる．

第3章 ● 腹部T2強調冠状断像

第3章 腹部T2強調冠状断像

11 原発性硬化性胆管炎 (PSC)

正常

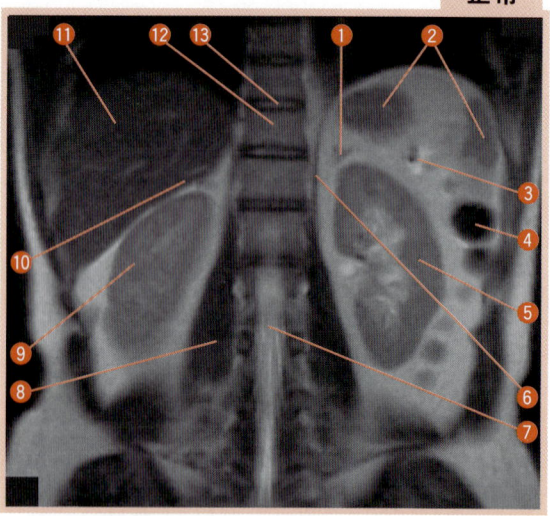

❶ 左副腎 (left adrenal gland)
❷ 脾臓 (spleen)
❸ 脾動脈 (splenic artery)
❹ 下行結腸 (descending colon)
❺ 左腎 (left kidney)
❻ 横隔膜脚 (diaphragmatic crus)
❼ 脊椎管 (spinal canal)
❽ 腰筋 (psoas muscle)
❾ 右腎 (right kidney)
❿ 右副腎 (right adrenal gland)
⓫ 肝臓 (liver)
⓬ 椎体 (vertebral body)
⓭ 椎間板 (intervertebral disc)

脊椎管 (❼) は内部に脳脊髄液を含んでいるため，T2強調画像にて著明な高信号を呈する．その内部には馬尾が線状の陰影欠損として認められる（脊髄は一般にTh12–L1レベルで終了するため，中下部腰椎レベルでは馬尾のみが陰影欠損として見える）．

病変

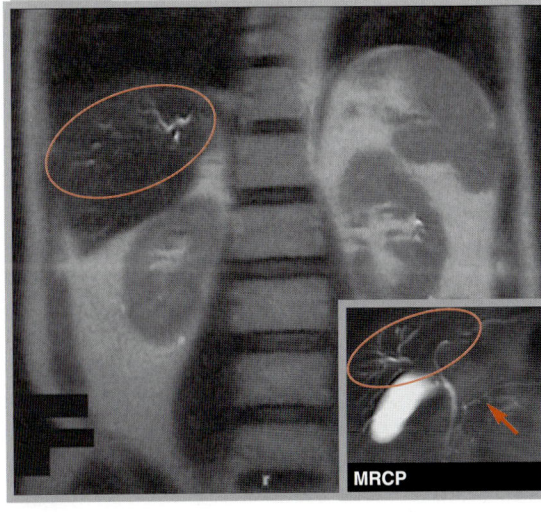

所見 肝内胆管から肝門部胆管にかけて拡張と狭窄とが不規則に混在した所見が広がっており（○），その様子は特にMRCPにて明瞭である．MRCPでは主膵管にも一部狭窄性変化が認められ（→），自己免疫性膵炎の合併が疑われる．

【原発性硬化性胆管炎（primary sclerosing cholangitis：PSC）】

- 自己免疫性の胆管炎で，胆管壁が線維化により硬化することからそう呼ばれる．
- 診断にはMRCPが有用で，胆管内腔の狭窄と拡張とが不規則に混在しつつ硬化し，罹患胆管が全体として"枯れ枝状"の像を呈する．
- ダイナミックMRIにおいては，肥厚した胆管壁が早期相からエンハンスされる．
- 潰瘍性大腸炎や自己免疫性膵炎などの他の自己免疫疾患を合併しやすい．

第3章 腹部T2強調冠状断像

12 acquired renal cystic disease (ARCD)

正常

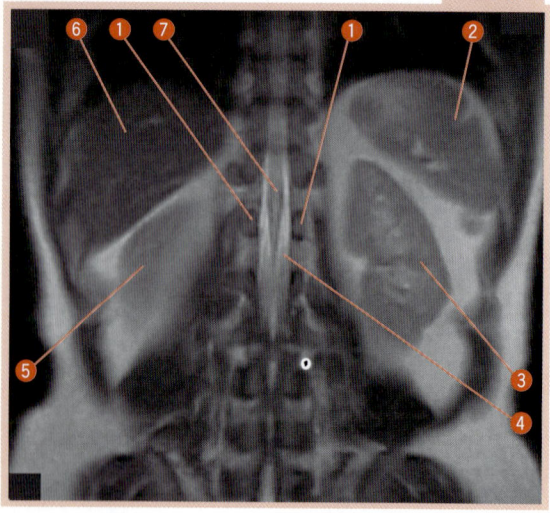

❶ 椎弓根（pedicle）
❷ 脾臓（spleen）
❸ 左腎（left kidney）
❹ 脊椎管（spinal canal）
❺ 右腎（right kidney）
❻ 肝臓（liver）
❼ 脊髄円錐部（conus medullaris）

脊椎管（❹）の中心を通る冠状断では腹部単純X線写真と同様，椎弓根（❶）が認識できる．胸腰椎移行部レベルでは脊椎管内に脊髄円錐部（❼）が認められる．

病変

T2強調横断像

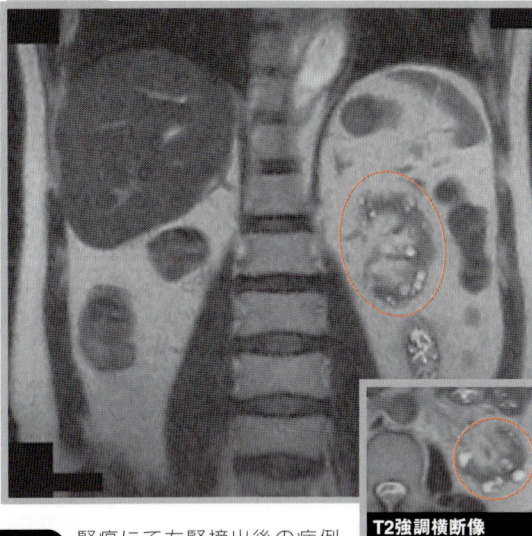

所見 腎癌にて右腎摘出後の症例で，約25年の血液透析歴がある．左腎は萎縮し，内部には小嚢胞が多発している（○）．

【後天性腎嚢胞（acquired renal cyst）】
- 長期透析（一般に10〜15年以上）の症例では，通常の腎嚢胞とは異なる後天性腎嚢胞が発生し，その状態をARCD（acquired renal cystic disease）あるいはACDK（acquired cystic disease of the kidneys）と呼称する．
- 後天性腎嚢胞では一般に小さい嚢胞が多発し，また癌化しやすいという特徴を有する．
- 二次性副甲状腺機能亢進症や破壊性脊椎関節症（destructive spondylo-arthropathy：DSA）と並んで長期透析の重要な合併症として記憶に留めておく必要がある．

第4章
男性骨盤T2強調横断像

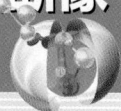

第4章 男性骨盤T2強調横断像

01 重複腎盂尿管 (duplication of renal pelvis and ureter)

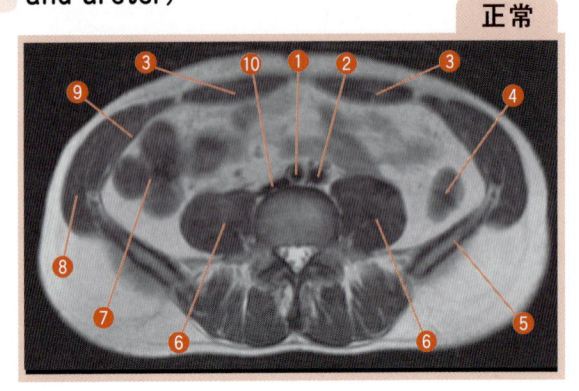

正常

❶ 右総腸骨動脈 (right common iliac artery)
❷ 左総腸骨動脈 (left common iliac artery)
❸ 腹直筋 (rectus abdominis muscle)
❹ 下行結腸 (descending colon)
❺ 腸骨 (iliac bone)
❻ 腰筋 (psoas muscle)
❼ 上行結腸 (ascending colon)
❽ 外腹斜筋 (external oblique muscle)
❾ 内腹斜筋・腹横筋 (internal oblique muscle, transversus abdominis muscle)
❿ 下大静脈 (inferior vena cava)

腹部大動脈はほぼ第4腰椎レベルで左右の総腸骨動脈 (❶・❷) に分岐する．腹壁の筋肉は正中両側に認められる腹直筋 (❸) およびその外側部の内外腹斜筋・腹横筋 (❽・❾) よりなるが，三重重なった内外腹斜筋・腹横筋は通常のMRI上は分離困難なことが多い．

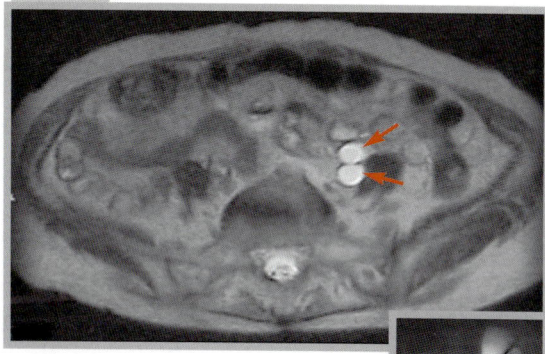

病変

所見 骨盤入口部レベルにおいて2本の尿管が認められる（→）．MR urographyでは重複腎盂尿管の様子が明らかである本症例では膀胱腫瘍により尿路閉塞をきたしていた．

MR urography（冠状断像）

【重複腎盂尿管】

- 重複腎盂尿管は"腎盂が腎の上極，下極の2ヵ所にあり，それぞれの腎盂から尿管が走行する状態"と定義される．
- 重複した尿管の膀胱（や尿道）への開口がそれぞれ別個であれば完全型（complete type），2本の尿管が走行途中で1本になり，よって膀胱への開口も1ヵ所であるものを不完全型（incomplete type）と呼ぶ．
- 完全型では上半腎（upper moiety）の尿管は，下半腎（lower moiety）の尿管よりも遠位，即ち尾側方向に開口する（Weigert-Meyerの法則）．上半腎からの尿管が通常は異所開口し，尿道括約筋よりも遠位に開口すると尿失禁を呈する．
- 重複した腎盂や尿管の全体像を把握するには，MR urographyが有用である（MR urographyの関しては第10章-03を参照）．

第4章 ● 男性骨盤T2強調横断像

第4章 男性骨盤T2強調横断像

02 腹壁瘢痕ヘルニア（cicatrical ventral hernia）

正常

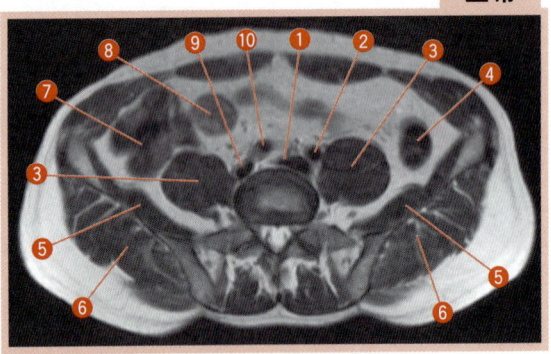

- ❶ 左総腸骨静脈（left common iliac vein）
- ❷ 左総腸骨動脈（left common iliac artery）
- ❸ 腰筋（psoas muscle）
- ❹ 下行結腸（descending colon）
- ❺ 腸骨筋（iliac muscle）
- ❻ 中殿筋（gluteus medius muscle）
- ❼ 上行結腸（ascending colon）
- ❽ 終末回腸（terminal ileum）
- ❾ 右総腸骨静脈（right common iliac vein）
- ❿ 右総腸骨動脈（right common iliac artery）

左右の総腸骨動脈（❷・❿）に伴走する総腸骨静脈は左右（❶・❾）が合流して下大静脈を形成するが，左総腸骨静脈（❶）は右総腸骨動脈（❿）の背側を走向することに注意．

病変

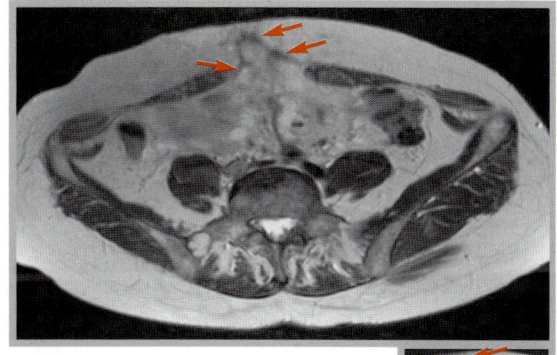

所見 腹部手術の既往がある症例下腹部正中切開創より小腸が逸脱している（→）．

T1強調横断像

【腹壁ヘルニア（やや難易度高）】

- 腹壁ヘルニアは，腹壁瘢痕ヘルニア，正中腹壁ヘルニア，側腹壁ヘルニアに大別される．正中腹壁ヘルニアと側腹壁ヘルニアは基本的に先天的な脆弱部からのヘルニアである．
- 腹壁瘢痕ヘルニアは，手術や外傷の創部から逸脱するもので，腹壁ヘルニアの中で最も頻度が高い．一般にはヘルニア門が広いため嵌頓することは少ないが，最近は腹腔鏡下手術の挿入孔からのヘルニアが着目されてきており，小さな挿入孔からのヘルニアはRichter型ヘルニア（腸管ヘルニア）になり易い（第6章-08「鼠径ヘルニア」参照）．
- 正中腹壁ヘルニアは左右の腹直筋鞘を正中で連結している白線（linea alba）の先天的脆弱部からのヘルニアで，臍上部に好発する別名，白線ヘルニアとも呼称される．
- 側腹壁ヘルニアは側腹壁の筋肉群（外腹斜筋，内腹斜筋，腹横筋）と腹直筋鞘とを連結している半月状線（linea semilunaris：別名Spieghel線とも呼ぶ）の先天的脆弱部からのヘルニアである．半月状線が弓状線（下腹壁において腹直筋の後葉が消失する部分）と交叉する部位に好発する．

第4章 男性骨盤T2強調横断像

03 髄膜嚢胞 (meningeal cyst)

正常

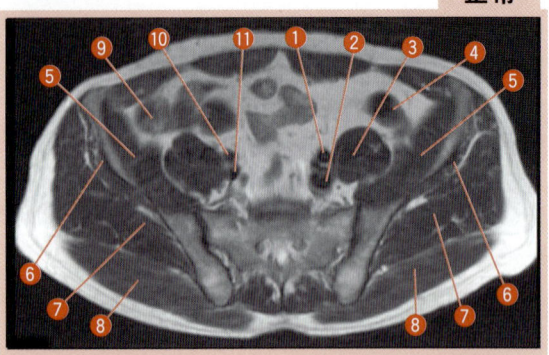

- ❶ 左総腸骨動脈 (left common iliac artery)
- ❷ 左総腸骨静脈 (left common iliac vein)
- ❸ 腰筋 (psoas muscle)
- ❹ 下行結腸 (descending colon)
- ❺ 腸骨筋 (iliac muscle)
- ❻ 小殿筋 (gluteus minimus muscle)
- ❼ 中殿筋 (gluteus medius muscle)
- ❽ 大殿筋 (gluteus maximus muscle)
- ❾ 回盲部 (cecum)
- ❿ 右総腸骨動脈 (right common iliac artery)
- ⓫ 右総腸骨静脈 (right common iliac vein)

骨盤後面には小殿筋 (❻)・中殿筋 (❼)・大殿筋 (❽) が起始し，前二者は大腿骨大転子，大殿筋は大腿骨後上面に停止する．これらの筋群は股関節の伸展や外転に関与する．

病変

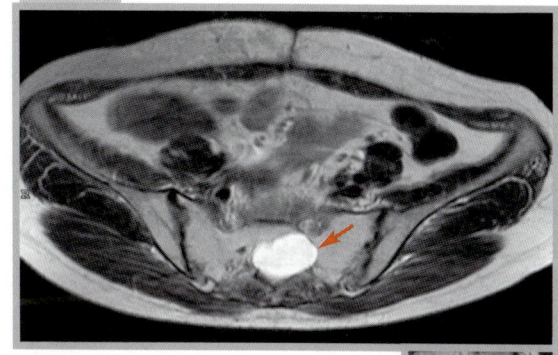

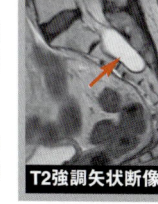

所見 仙骨の椎管内に囊胞性腫瘤が認められ（→）, 骨のerosionを伴っている.

T2強調矢状断像

【髄膜囊胞（やや難易度高）】

- 髄膜囊胞は非常に頻度の高い疾患で, 小さいものは腰椎のMRIやMR myelography検査の際に偶然にしばしば発見される.
- 通常は無症状で臨床的に問題になることはないが, 稀に坐骨神経痛, 腰痛, 下肢しびれ, 膀胱直腸障害の原因となることがある. また他の腫瘍性病変（神経鞘腫など）と誤認しないという意味でもその存在を知っておく必要がある.
- Nabors分類により3つに大別される. 内部に神経根を含まない硬膜外囊胞がtypeⅠ, 神経根を含む硬膜外囊胞がtypeⅡ, 硬膜内囊胞がtypeⅢである.
- 髄膜囊胞には種々の別名があるが, Tarlov cyst, perineural cyst, nerve root diverticulaはtypeⅠ, occult intrasacral meningoceleはtypeⅡに属する.

第4章 ● 男性骨盤T2強調横断像

第4章 男性骨盤T2強調横断像

04 リンパ嚢腫（lymphoceleまたはlymphocyst）

正常

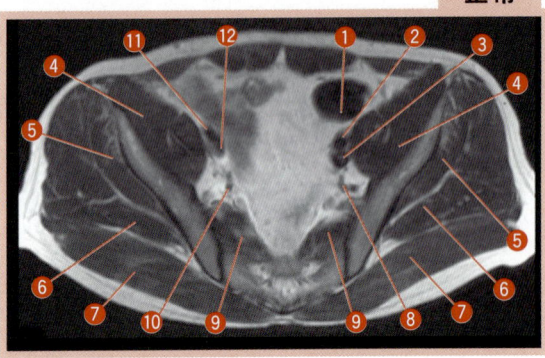

1. S状結腸（sigmoid colon）
2. 左外腸骨動脈（left external iliac artery）
3. 左外腸骨静脈（left external iliac vein）
4. 腸腰筋（iliopsoas muscle）
5. 小殿筋（gluteus minimus muscle）
6. 中殿筋（gluteus medius muscle）
7. 大殿筋（gluteus maximus muscle）
8. 左内腸骨動静脈（left internal iliac artery and vein）
9. 梨状筋（pyriform muscle）
10. 右内腸骨動静脈（right internal iliac artery and vein）
11. 右外腸骨動脈（right external iliac artery）
12. 右外腸骨静脈（right external iliac vein）

腸骨筋は腰筋と合して腸腰筋（❹）となり，骨盤外へ出て大腿骨小転子に付着する．

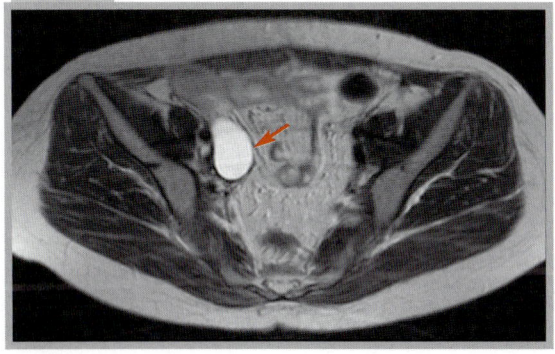

病変

所見 悪性腫瘍で骨盤リンパ節郭清の既往がある右外腸骨動静脈の内側に卵円形の単房性嚢胞が認められる（→）．

【リンパ嚢腫】

■リンパ管より漏出したリンパ液が被包化されてできる嚢胞性腫瘤をリンパ嚢腫（lymphoceleまたはlymphocyst）という．多くの例では同部のリンパ節郭清の既往がある．通常は積極的治療の対象とはならない．

■通常はT1強調画像で著明な低信号，T2強調画像で著明な高信号を示す，壁が薄い単房性嚢胞で，内部はGd造影でエンハンスされない．

■リンパ管腫（lymphangioma）とは全く別の疾患なので混同しないようにしよう．

第4章 男性骨盤T2強調横断像

05 癒着性イレウス (adhesive ileus)

正常

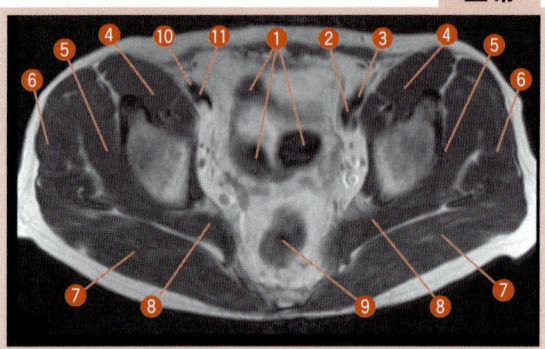

1. S状結腸 (sigmoid colon)
2. 左外腸骨静脈 (left external iliac vein)
3. 左外腸骨動脈 (left external iliac artery)
4. 腸腰筋 (iliopsoas muscle)
5. 小殿筋 (gluteus minimus muscle)
6. 中殿筋 (gluteus medius muscle)
7. 大殿筋 (gluteus maximus muscle)
8. 梨状筋 (pyriform muscle)
9. 直腸 (rectum)
10. 右外腸骨動脈 (right external iliac artery)
11. 右外腸骨静脈 (right external iliac vein)

病変

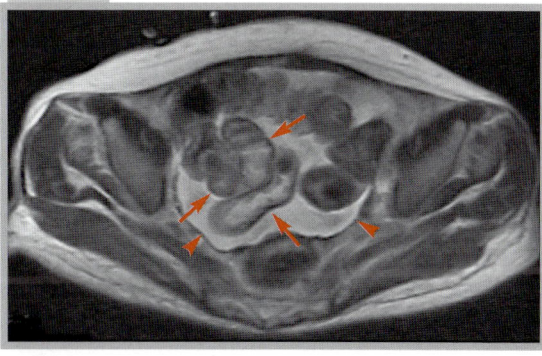

所見 腹部手術の既往がある症例．小腸の拡張と壁肥厚が認められ（→），腹水も認められる（▶）．開腹手術にて癒着性イレウスであることが確認された．

【イレウス（腸閉塞）】

■イレウスは物理的にある特定部位の腸管が閉塞する機械的イレウスと，特定部位の腸管閉塞はないが腸管の蠕動運動がある範囲で障害される機能的イレウスとに大別され，後者の代表例が麻痺性イレウスである．機械的イレウスは血行障害を伴わない単純性イレウスと，血行障害を伴う複雑性イレウスとに分類される．絞扼性イレウスという用語は複雑性イレウスとほぼ同義語として用いられる．

■癒着性イレウスはある腸管が別の腸管と，あるいは腹膜や他臓器と癒着することにより生じるイレウスで，開腹手術後に起こることが最も多いが，炎症や外傷後にも起こりうる．癒着性イレウスの約4/5が単純性イレウス，約1/5が複雑性（絞扼性）イレウスとされている．

■イレウスなどの消化管疾患のMRI評価には，蠕動による画質劣化を被りにくいシングルショット撮像が優れている．

第4章 ● 男性骨盤T2強調横断像

第4章 男性骨盤T2強調横断像

06 精嚢嚢胞 (seminal vesicle cyst)

正常

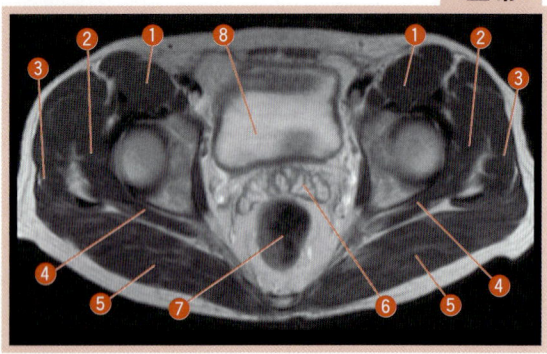

1. 腸腰筋 (iliopsoas muscle)
2. 小殿筋 (gluteus minimus muscle)
3. 中殿筋 (gluteus medius muscle)
4. 梨状筋 (pyriform muscle)
5. 大殿筋 (gluteus maximus muscle)
6. 精嚢 (seminal vesicle)
7. 直腸 (rectum)
8. 膀胱 (urinary bladder)

精嚢（❻）は左右1本の約15 cmの管がコイル状に屈曲蛇行した管腔構造で，膀胱（❽）背側部で多房性嚢胞構造として認められる．内部は精嚢液を貯留するためT2強調像では膀胱と同じく著明な高信号を示すが，高齢者や糖尿病，アミロイド沈着などにより信号低下をきたすことがある．射精後も信号は低下する．

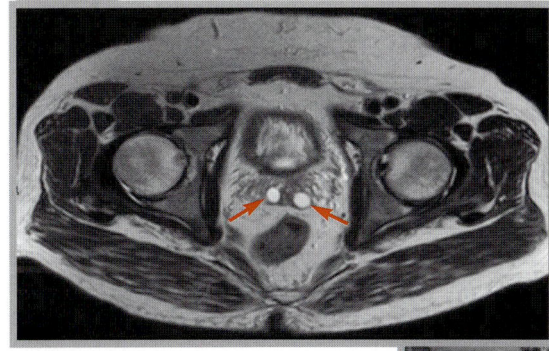

病変

Gd造影横断像

所見 両側の精嚢にそれぞれ小さな嚢胞性腫瘤が認められる（→）．

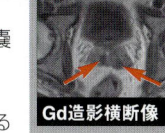

【精嚢嚢胞（やや難易度高）】

■精嚢嚢胞は先天性と後天性とに大別されるが，先天性に生じるものが多い．

■先天性の精嚢嚢胞では後腎組織と尿管芽の発生異常に関連して生じるため，同側の尿管異所開口や腎形成不全，重複腎盂尿管などを合併しやすい（精嚢嚢胞を見たら，これらの異常の有無もチェックする必要がある）．

■精嚢嚢胞のサイズは一般に小さく，T1強調画像で著明な低信号，T2強調画像で著明な高信号を示す類円形の壁が薄い単房性嚢胞で，内部はGd造影でエンハンスされない．

第4章 男性骨盤T2強調横断像

07 膀胱憩室（bladder diverticulum），膀胱癌（bladder carcinoma）

正常

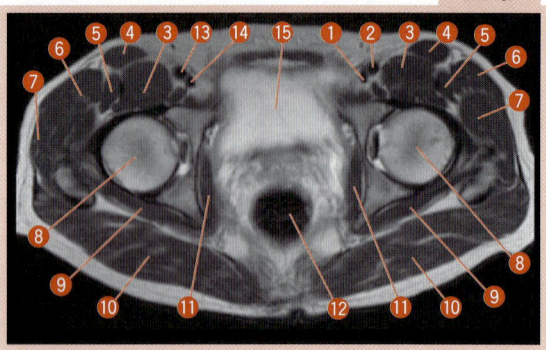

1. 左大腿静脈（left femoral vein）
2. 左大腿動脈（left femoral artery）
3. 腸腰筋（iliopsoas muscle）
4. 縫工筋（sartorius muscle）
5. 大腿直筋（rectus femoris muscle）
6. 大腿筋膜張筋（tensor fasciae latae muscle）
7. 中殿筋（gluteus medius muscle）
8. 大腿骨頭（femoral head）
9. 梨状筋（pyriform muscle）
10. 大殿筋（gluteus maximus muscle）
11. 内閉鎖筋（internal obturator muscle）
12. 直腸（rectum）
13. 右大腿動脈（right femoral artery）
14. 右大腿静脈（right femoral vein）
15. 膀胱（urinary bladder）

外腸骨動静脈は鼠径靭帯を超えて大腿動静脈（❶・❷・❸・❹）となる．また腸骨棘から縫工筋（❹），大腿直筋（❺），大腿筋膜張筋（❻），が起始し，大腿の前面・外側面を下降する．

病変

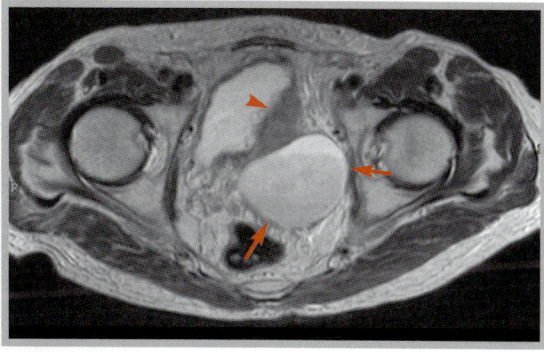

所見 膀胱内腔が，一部後方外側へ大きく突出している（膀胱憩室）（→）．憩室と本来の膀胱とが接する付近の膀胱壁が限局性に明らかに肥厚しており（▶），同部より膀胱癌が証明された．

【膀胱憩室】
■膀胱憩室は"膀胱粘膜が筋層よりも外側に突出した腔"と定義され，先天性に生じる場合と排尿障害等に伴って後天性に生じる場合とがある．
■憩室部は一般に筋層が菲薄化ないし欠如しているため，壁が薄い．
■憩室では尿のうっ滞が起こるため，腫瘍や結石の発生率が高くなる．

【膀胱癌】
■膀胱癌は腫瘍の壁深達度診断が重要で，それが病期診断，予後，治療方針の決定に直結する．
■MRI上，膀胱壁の筋層に異常がなければT1以下（筋層浸潤なし），ダイナミックMRI早期相にて腫瘍の濃染が筋層に及んでいれば浅在筋層浸潤（T2），T2強調画像で低信号の筋層が断裂していれば深在筋層浸潤（T3a），T1強調画像やT2強調画像で腫瘍の異常信号域が膀胱周囲脂肪組織に及んでいればT3b，精嚢，直腸，前立腺などの周囲臓器に異常信号域が及んでいればT4と判断する．

第4章 ● 男性骨盤T2強調横断像

第4章 男性骨盤T2強調横断像

08 前立腺癌（prostatic carcinoma），前立腺肥大（benign prostatic hypertrophy：BPH）

正常

1. 恥骨（pubic bone）
2. 恥骨筋（pectineus muscle）
3. 縫工筋（sartorius muscle）
4. 腸腰筋（iliopsoas muscle）
5. 大腿直筋（rectus femoris muscle）
6. 大腿筋膜張筋（tensor fasciae latae muscle）
7. 大腿骨大転子（greator trochanter）
8. 大腿骨頸部（femoral neck）
9. 梨状筋（pyriform muscle）
10. 坐骨結節（ischial tuberosity）
11. 内閉鎖筋（internal obturator muscle）
12. 前立腺辺縁域（peripheral zone of the prostate）
13. 直腸（rectum）
14. 前立腺内腺（inner gland of the prostate）
15. 恥骨結合（pubic symphysis）

T2強調像では前立腺の中心部で低信号を示す内腺（14）と，その周囲で高信号を示す辺縁域（12）が同定できる．内腺は近位部尿道周囲の移行域と，尿道背側部で射精管周囲を占める中心域からなるが，一般にMRIではこの両者を（信号強度からは）区別できない．移行域は加齢とともに増生して前立腺肥大をきたす．またMRIでの内腺（inner gland）は古典的な定義である内腺（internal gland）とは必ずしも完全には一致しないので注意を要する．さらに経直腸エコー（TRUS）では移行域のみが低エコー，中心域と辺縁域が高エコーとなり"MRIでの低信号の内腺"と"TRUSでの低エコーの内腺"とは同一でない点にも注意が必要だ．

病変

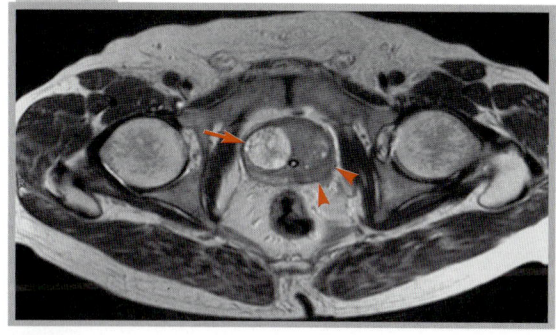

所見 前立腺の内側を占める移行域が前立腺肥大により腫大し、一部に過形成結節を形成している（➡）。前立腺肥大により萎縮した辺縁域には、左葉に前立腺癌が低信号域として認められる（▶）。

【前立腺】

- 前立腺は組織学的に移行域（transition zone），中心域（central zone），辺縁域（peripheral zone）の3つに大別される．
- 前立腺はT2強調画像にて移行域および中心域が低信号，辺縁域が高信号を呈する．移行域と中心域をあわせて（MRI上は）inner glandと呼ぶ．T1強調画像では前立腺全体が筋肉とほぼ同定度の均一な信号を呈する．
- 移行域は年齢とともに増大し、前立腺肥大のほとんどはここから発生する．
- 前立腺肥大は前立腺の内側を占める移行域の腫大として認められ，T2強調画像にて低信号の移行域に腺性の過形成が高信号を呈する．本例のごとく高信号の過形成結節を形成することもある．
- 前立腺癌の約70%は辺縁域から発生するが、移行域や中心域からも発生しうる．
- 前立腺癌は移行域や中心域に発生した場合は前立腺肥大と混在してMRI上描出されにくいが、辺縁域に発生した場合は高信号の辺縁域に癌が低信号域として明瞭に描出される．

第4章 ● 男性骨盤T2強調横断像

第5章
男性骨盤T1強調横断像

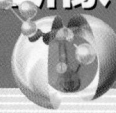

第5章 男性骨盤T1強調横断像

01 S状結腸癌 (sigmoid colon carcinoma)

正常

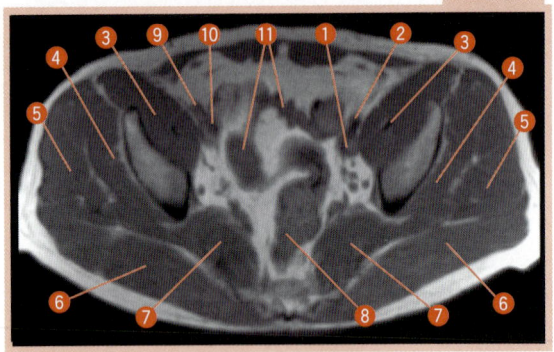

1. 左外腸骨静脈 (left external iliac vein)
2. 左外腸骨動脈 (left external iliac artery)
3. 腸腰筋 (iliopsoas muscle)
4. 小殿筋 (gluteus minimus muscle)
5. 中殿筋 (gluteus medius muscle)
6. 大殿筋 (gluteus maximus muscle)
7. 梨状筋 (pyriform muscle)
8. 直腸 (rectum)
9. 右外腸骨動脈 (right external iliac artery)
10. 右外腸骨静脈 (right external iliac vein)
11. S状結腸 (sigmoid colon)

病変

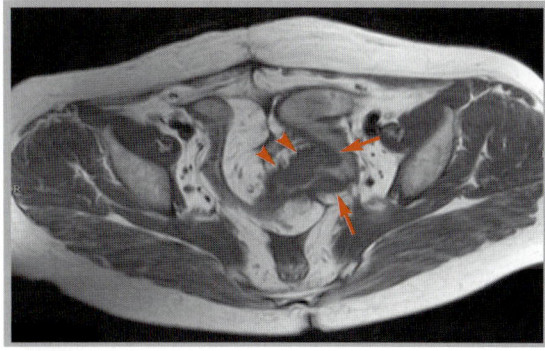

所見 S状結腸に限局性の壁肥厚像が認められ（→），一部で周囲脂肪層との境界に"毛羽立ち"が認められる（▶）．腫瘍の漿膜外浸潤を示唆する所見である．

【大腸癌のMRI所見】

- MRI上，大腸癌は基本的には限局性の壁肥厚所見として認められ，進行すると塊状腫瘤を形成する．
- 大腸壁の筋層はT2強調画像にて低信号を呈するため，高信号の腫瘍により筋層が断裂すれば筋層浸潤を示唆する所見となる．ただしpartial volume効果によりそのように見えることも多いため，壁がスライス面に対して垂直（直角）に走行している部位で判定する必要がある．
- 腫瘍が大腸壁内にとどまっていれば壁肥厚部（腫瘍）と隣接する脂肪織との境界はスムーズであるが，漿膜に浸潤すると辺縁部に"毛羽立ち"がみられる．

第5章 ● 男性骨盤T1強調横断像

第5章 男性骨盤T1強調横断像

02 直腸癌再発（recurrence of rectal carcinoma）

正常

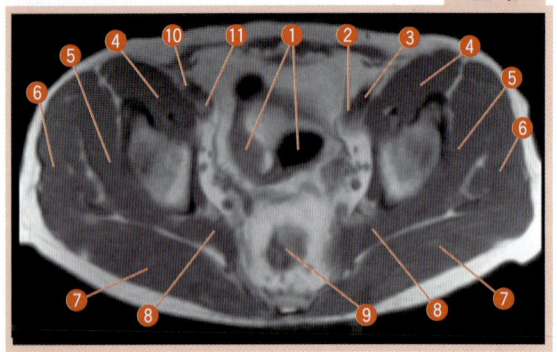

1. S状結腸（sigmoid colon）
2. 左外腸骨静脈（left external iliac vein）
3. 左外腸骨動脈（left external iliac artery）
4. 腸腰筋（iliopsoas muscle）
5. 小殿筋（gluteus minimus muscle）
6. 中殿筋（gluteus medius muscle）
7. 大殿筋（gluteus maximus muscle）
8. 梨状筋（pyriform muscle）
9. 直腸（rectum）
10. 右外腸骨動脈（right external iliac artery）
11. 右外腸骨静脈（right external iliac vein）

腸骨筋は腰筋と合して腸腰筋（❹）となり，骨盤外へ出て大腿骨小転子に付着する．

病変

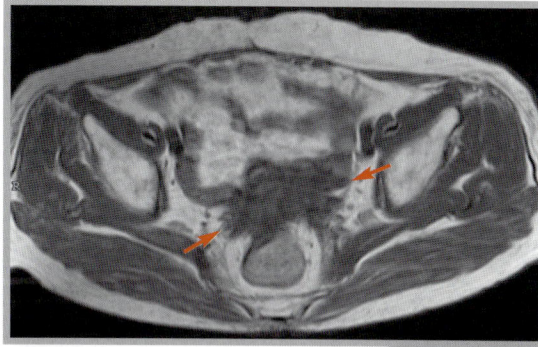

脂肪抑制Gd造影横断像

所見 直腸癌術後の症例．Douglas窩上部にT1強調画像で筋肉と同程度の信号，Gd造影像で不均一にエンハンスされる辺縁不整な腫瘤性病変が認められる（→）．

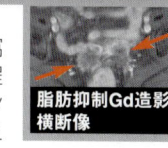

【MRIによる癌再発のチェック】

- 悪性腫瘍術後の外来フォローなどにおいて，再発の画像的なチェックにはMRIが有用である．
- 再発腫瘍は一般的にT1強調画像で低信号，T2強調画像で高信号，Gd造影像でエンハンスされるため，その描出には脂肪抑制を**併用しない**T1強調画像，脂肪抑制を**併用した**T2強調画像，脂肪抑制を**併用した**Gd造影像が有用である．あわせてリンパ節腫大や骨転移もしっかりチェックしよう．

第5章 ● 男性骨盤T1強調横断像

第5章 男性骨盤T1強調横断像

03 精嚢出血 (seminal vesicular hemorrhage)

正常

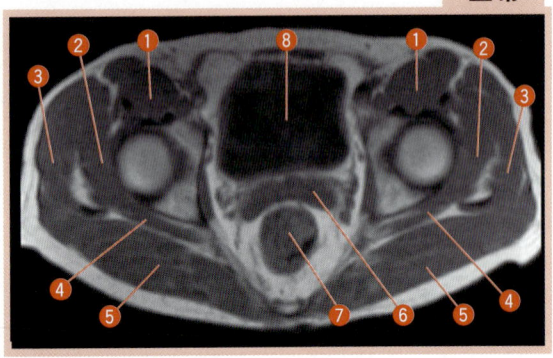

1. 腸腰筋（iliopsoas muscle）
2. 小殿筋（gluteus minimus muscle）
3. 中殿筋（gluteus medius muscle）
4. 梨状筋（pyriform muscle）
5. 大殿筋（gluteus maximus muscle）
6. 精嚢（seminal vesicle）
7. 直腸（rectum）
8. 膀胱（urinary bladder）

精嚢（6）は左右1本の約15 cmの管がコイル状に屈曲蛇行した管腔構造で，膀胱（8）背側部で多房性嚢胞構造として認められる．T1強調像では低信号を示し，造影では辺縁や内部の隔壁構造が増強される（第4章-06「精嚢嚢胞」も参照）．

病変

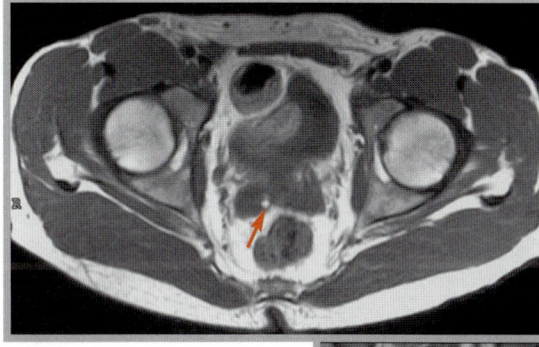

所見 右精嚢の正中寄りにT1強調画像で高信号,T2強調画像で低信号を示す異常信号域が認められる(→).

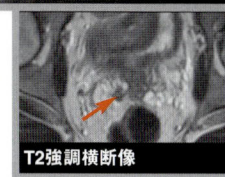

T2強調横断像

【血精液症】

- 精液に血液が混じる"血精液症(hematospermia)"の精査にもMRIは有用である.精嚢や前立腺等の出血部位に形成された血腫が特徴的な信号パターン(一般的にはT1強調画像で高信号,T2強調画像で低信号)として認められる.
- 血腫の信号パターンはヘモグロビンの化学変化に伴い種々に変化する(詳細は第7章-04「骨盤血腫」を参照).

第5章 男性骨盤T1強調横断像

04 直腸癌 (rectal carcinoma)

正常

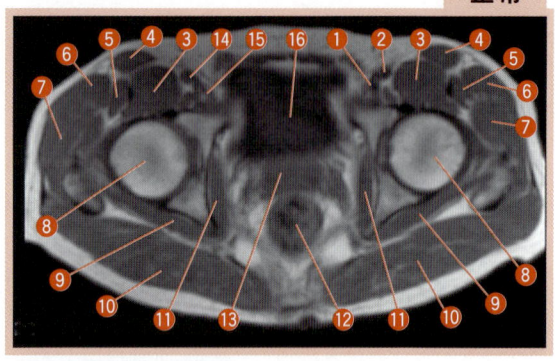

1. 左外腸骨静脈 (left external iliac vein)
2. 左外腸骨動脈 (left external iliac artery)
3. 腸腰筋 (iliopsoas muscle)
4. 縫工筋 (sartorius muscle)
5. 大腿直筋 (rectus femoris muscle)
6. 大腿筋膜張筋 (tensor fasciae latae muscle)
7. 中殿筋 (gluteus medius muscle)
8. 大腿骨頭 (femoral head)
9. 梨状筋 (pyriform muscle)
10. 大殿筋 (gluteus maximus muscle)
11. 内閉鎖筋 (internal obturator muscle)
12. 直腸 (rectum)
13. 前立腺 (prostate)
14. 右外腸骨動脈 (right external iliac artery)
15. 右外腸骨静脈 (right external iliac vein)
16. 膀胱 (urinary bladder)

病変

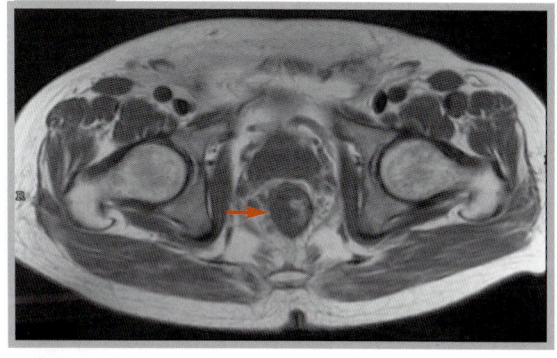

所見 直腸の右側壁を主体に限局性の壁肥厚が認められる（→）．直腸癌のMRI所見は，基本的には大腸癌に準ずる（詳細は第5章-01「S状結腸癌」を参照）．

【直腸，肛門】
- 直腸～肛門は臨床的にRs, Ra, Rb, Pに大別される．
- 直腸S状部（Rs：Rectosigmoid portion）は岬角から第2仙椎下縁までで，短い腸間膜を有する腹膜臓器である．
- 直腸上部（Ra：Rectum above the peritoneal reflection）は第2仙椎下縁から腹膜反転部までで，腸間膜は消失しているが前壁から側壁を主体に腹膜に被われている．ここで定義されている"腹膜反転部"とは，Douglas窩の最下部，即ち直腸前面での腹膜反転部であり，恥骨上縁と第5仙椎下縁を結ぶ線のレベルにほぼ相当する．
- 直腸下部（Rb：Rectum below the peritoneal reflection）は腹膜反転部から恥骨直腸筋付着部までで，全体が腹膜外に位置する．
- 肛門管（P：Proctodeum）は恥骨直腸筋付着部から肛門縁までで，内外の肛門括約筋により囲まれる．
- Douglas窩において反転した腹膜から連続する格好で，男性ではDenonvillier筋膜，女性では直腸腟中隔が存在し，腹膜反転部よりも下方（肛側）の直腸の前面を被って精嚢，前立腺，腟との間を境している．

第5章 ● 男性骨盤T1強調横断像

第5章 男性骨盤T1強調横断像

05 前立腺嚢胞 (prostatic cyst)

正常

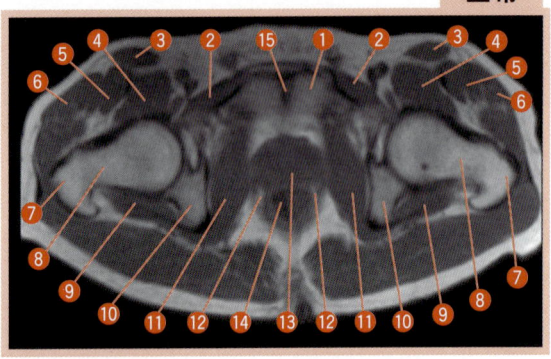

- ❶ 恥骨 (pubic bone)
- ❷ 恥骨筋 (pectineus muscle)
- ❸ 縫工筋 (sartorius muscle)
- ❹ 腸腰筋 (iliopsoas muscle)
- ❺ 大腿直筋 (rectus femoris muscle)
- ❻ 大腿筋膜張筋 (tensor fasciae latae muscle)
- ❼ 大腿骨大転子 (greator trochanter)
- ❽ 大腿骨頸部 (femoral neck)
- ❾ 梨状筋 (pyriform muscle)
- ❿ 坐骨結節 (ischial tuberosity)
- ⓫ 内閉鎖筋 (internal obturator muscle)
- ⓬ 神経血管周囲束 (neurovascular bundle)
- ⓭ 前立腺 (prostate)
- ⓮ 直腸 (rectum)
- ⓯ 恥骨結合 (pubic symphysis)

T1強調像では前立腺 (⓭) は全体が筋肉と同程度の信号強度を示し，T2強調像のように内部構造 (zonal anatomy) が区別できない．前立腺の両後外側には神経血管周囲束 (⓬) が存在し，前立腺癌の被膜外浸潤評価のうえで重要となる．

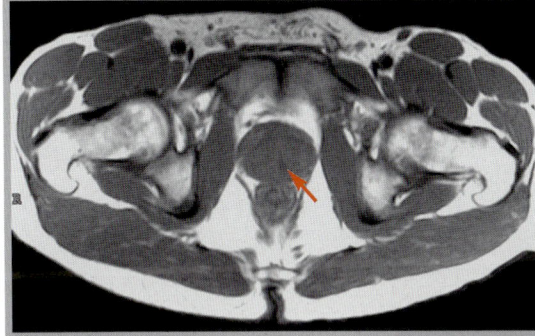

病変

所見 前立腺の正中やや左側寄りに小さな囊胞性腫瘤が認められる（→）．

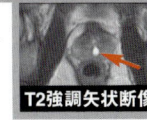

T2強調矢状断像

【前立腺囊胞（やや難易度高）】

- 前立腺囊胞は先天性と後天性に大別される．
  先天性の代表例としてミュラー管囊胞（Müllerian duct cyst），小室囊胞（utricle cyst），先天性にも後天性にも発生しうるものとして射精管囊胞（ejaculatory duct cyst），後天性に発生するものとして貯留囊胞（retention cyst），前立腺の炎症，腫瘍や前立腺肥大の囊胞性変化によるものなどがあげられる．
- ミュラー管囊胞はミュラー管（本来ならば生後退縮する）の遺残が囊胞状になったもので，一般に前立腺の正中部に認められ，囊胞と尿道との交通は認められない．無症状のことも多いが，時に前立腺肥大と類似の症状を呈することがある．中高年期に発見されることが多い．
- 小室囊胞は前立腺小室が拡大した結果として囊胞状を呈するもので，やはり前立腺の正中部に認められるが，通常は囊胞と尿道との交通がある．他の奇形を合併する頻度が高く，小児期に発見されることが多い．
- 射精管囊胞は射精管の先天性あるいは後天性閉塞により生じる．
- 前立腺癌の一部が囊胞化したり，尿管の前立腺部尿道への異所開口などでも前立腺囊胞と類似の画像所見を呈するので注意が必要．

第5章 ● 男性骨盤T1強調横断像

第6章
女性骨盤T2強調横断像

第6章 女性骨盤T2強調横断像

01 子宮腺筋症 (adenomyosis of the uterus)

正常

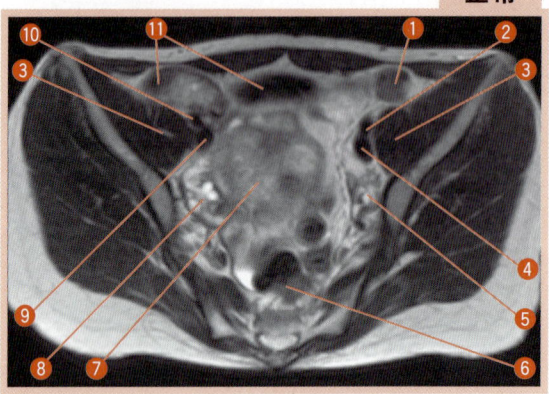

❶ 下行結腸（descending colon）
❷ 左外腸骨動脈（left external iliac artery）
❸ 腸腰筋（iliopsoas muscle）
❹ 左外腸骨静脈（left external iliac vein）
❺ 左卵巣（left ovary）
❻ 直腸（rectum）
❼ 子宮（uterus）
❽ 右卵巣（right ovary）
❾ 右外腸骨静脈（right external iliac vein）
❿ 右外腸骨動脈（right external iliac artery）
⓫ 回腸（ileum）

腰筋と腸骨筋とが合わさって腸腰筋（❸）となる．このレベルでは内腸骨動静脈は既に複数の分枝に枝分かれしている．

病変

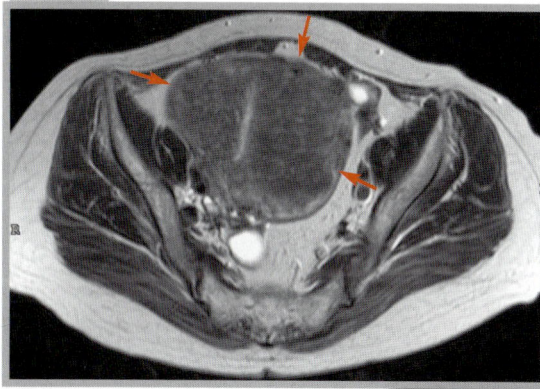

所見 子宮体部の筋層はT2強調画像で境界不鮮明な低信号を示しつつ,びまん性に腫大している(→).その内部には点状の高信号域も認められる(○).

T2強調矢状断像

【子宮腺筋症】

- 子宮腺筋症は内性の子宮内膜症で,子宮筋層に内膜組織が異所性に増殖している状態である.
- 異所性内膜は一般に多量の線維筋性増殖を伴うため,その線維筋性部分がT2強調画像にて低信号域として認められ,低信号域の内部に異所性内膜が散在性の点状の高信号域として認められる.
- 子宮筋腫との鑑別点は,T2強調画像での低信号域の境界が不鮮明なこと,および内部に上記の点状の高信号域(筋腫の変性による高信号域とはパターンが異なる)を伴うことがあげられる.ただし子宮腺筋症と子宮筋腫は合併することも多い.
- 異所性内膜によるT2強調画像での点状の高信号域は,その一部が月経周期によってはT1強調画像でも高信号を示す.

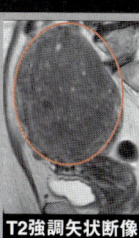

第6章 ● 女性骨盤T2強調横断像

第6章 女性骨盤T2強調横断像

02 Krukenberg腫瘍 (Krukenberg's tumor)

正常

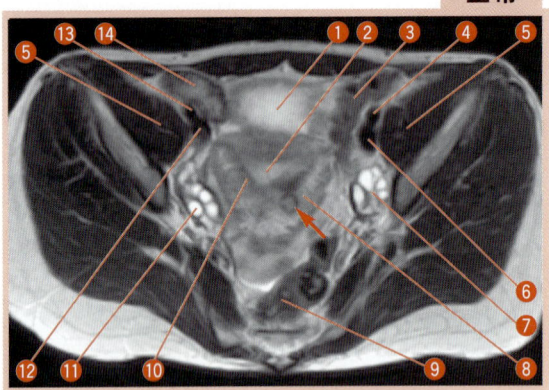

1. 膀胱 (urinary bladder)
2. 子宮内膜 (endometrium of the uterus)
3. S状結腸 (sigmoid colon)
4. 左外腸骨動脈 (left external iliac artery)
5. 腸腰筋 (iliopsoas muscle)
6. 左外腸骨静脈 (left external iliac vein)
7. 左卵巣 (left ovary)
8. 子宮筋層 (myometrium of the uterus)
9. 直腸 (rectum)
10. 子宮ジャンクショナルゾーン (junctional zone of the uterus)
11. 右卵巣 (right ovary)
12. 右外腸骨静脈 (right external iliac vein)
13. 右外腸骨動脈 (right external iliac artery)
14. 回腸 (ileum)

卵巣（❼，⓫）は卵胞がT2強調画像にて多発性の類円形高信号域として認められる（詳細は第8章-01「卵巣機能性嚢胞」の正常画像コメントを参照）．小さな筋腫結節（➡）は健常人女性においてもしばしば偶発的に認められる．

病変

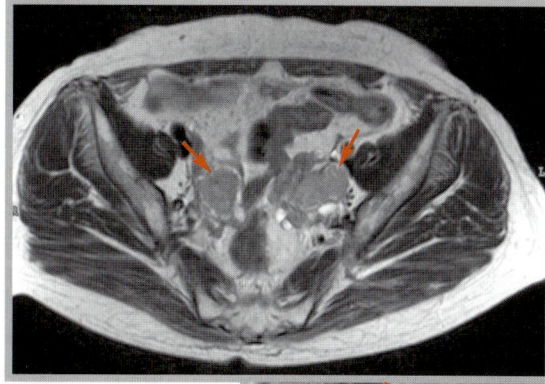

所見 胃癌術後の症例．両側卵巣に不均一な造影効果を示す充実性腫瘤が認められ（→），T2強調画像にて比較的低い信号を呈している．

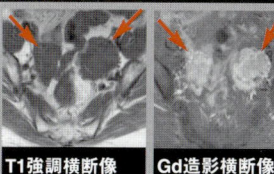

T1強調横断像　**Gd造影横断像**

【Krukenberg腫瘍，両側性卵巣腫瘤】

- Krukenberg腫瘍は卵巣への転移性腫瘍で両側性卵巣腫瘤の像を呈することが多い．その信号パターンは原発腫瘍の性格を反映することに加え，卵巣間質が反応性に増殖するためT2強調画像で低信号を呈することも多い．
- 両側性卵巣腫瘤の像を呈することが多い疾患は限られており，覚えておくと診断上，役立つ．Krukenberg腫瘍以外に類皮嚢胞腫，チョコレート嚢腫（内膜症性嚢胞），PCO（polycystic ovary），OHSS（ovarian hyperstimulation syndrome）などの黄体化過剰反応があげられる．

第6章 ● 女性骨盤T2強調横断像

第6章 女性骨盤T2強調横断像

03 子宮粘膜下筋腫 (submucosal myoma of the uterus)

正常

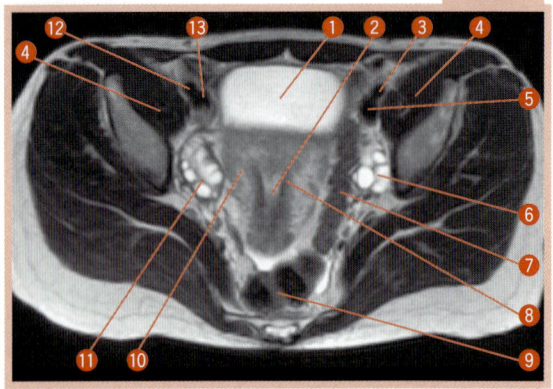

1. 膀胱 (urinary bladder)
2. 子宮内膜 (endometrium of the uterus)
3. 左外腸骨動脈 (left external iliac artery)
4. 腸腰筋 (iliopsoas muscle)
5. 左外腸骨静脈 (left external iliac vein)
6. 左卵巣 (left ovary)
7. S状結腸 (sigmoid colon)
8. 子宮ジャンクショナルゾーン (junctional zone of the uterus)
9. 直腸 (rectum)
10. 子宮筋層 (myometrium of the uterus)
11. 右卵巣 (right ovary)
12. 右外腸骨動脈 (right external iliac artery)
13. 右外腸骨静脈 (right external iliac vein)

子宮体部はT2強調画像にて内膜 (❷), junctional zone (❽), 筋層 (❿) からなる"3層構造"を示す (詳細は第8章-04「子宮頸癌」の正常画像コメントを参照). この3層構造は月経周期に伴って厚みや信号強度が変化する.

病変

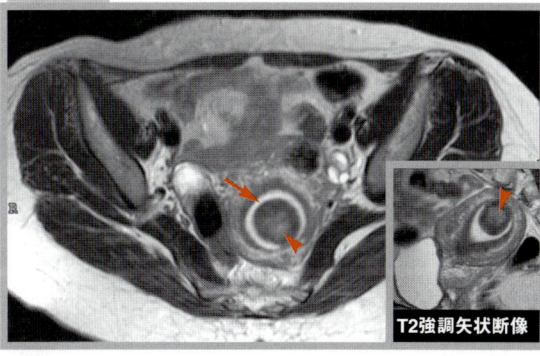

T2強調矢状断像

所見 子宮底部に筋層から内膜に向かって突出する充実性腫瘍が認められる（→）．基本的にはT2強調画像にて低信号を呈しているが，内部に変性によると考えられる淡い信号上昇を伴っている（▶）．

【子宮筋腫】

- 筋腫はその占拠部位により筋層内筋腫，粘膜下筋腫，漿膜下筋腫（第8章-06「子宮漿膜下筋腫」参照），頸部筋腫などに分類される．粘膜下筋腫では不正性器出血をきたしやすい．
- 筋肉はT2強調画像で低信号を示す構造の代表例であり，原則として子宮筋腫はT2強調画像で低信号の境界明瞭な腫瘤として認められる．
- 腫瘤内部に浮腫，粘液変性，液化（囊胞変性）などが加わると，低信号腫瘤の内部に高信号域が出現する．
- 筋腫の変性の中でも赤色変性は，静脈の血栓性閉塞による腫瘤の出血性梗塞/壊死によるとされており，経口避妊薬の服用や妊娠が契機となり生じやすい．腫瘤が辺縁部を主体にT1強調画像で高信号，T2強調画像で低信号を呈し，Gd造影像ではほとんどエンハンスされない．
- cellular leiomyomaは細胞密度の高い筋腫で，T2強調画像で高信号を呈し造影効果も高い．肉腫との鑑別が問題となる．
- lipoleiomyomaは腫瘤内部に脂肪変性（あるいは脂肪の増殖）を伴う筋腫で，閉経後に好発する．

第6章 ● 女性骨盤T2強調横断像

第6章 女性骨盤T2強調横断像

04 T2強調低信号の充実性卵巣腫瘍（solid ovarian mass showing low signal intensity on T2-WI）

正常

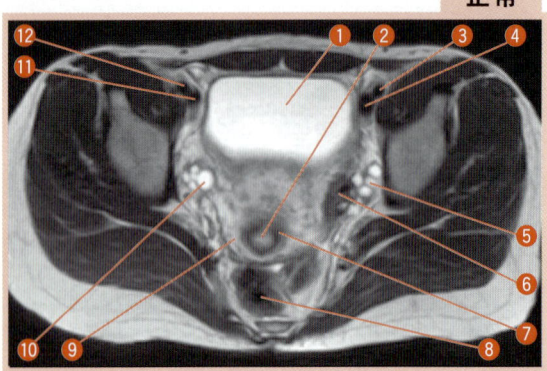

1. 膀胱（urinary bladder）
2. 子宮頸管上皮（cervical mucosa of the uterus）
3. 左外腸骨動脈（left external iliac artery）
4. 左外腸骨静脈（left external iliac vein）
5. 左卵巣（left ovary）
6. S状結腸（sigmoid colon）
7. 子宮頸部間質（cervical stroma of the uterus）
8. 直腸（rectum）
9. 子宮筋層（myometrium of the uterus）
10. 右卵巣（right ovary）
11. 右外腸骨静脈（right external iliac vein）
12. 右外腸骨動脈（right external iliac artery）

子宮頸部はT2強調画像にて頸管上皮（❷）が著明な高信号，頸部間質（❼）が著明な低信号，筋層（❾）が不均一な淡い高信号を呈する．子宮頸癌が頸部間質に浸潤すると，リング状の低信号域（stromal ring）が断裂する（第8章-04「子宮頸癌」参照）．

病変

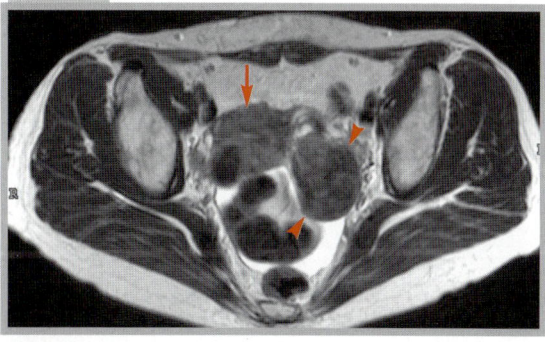

所見 筋腫を伴った子宮（→）の左後方にT2強調画像で低信号を示す充実性卵巣腫瘍が認められる（▶）．閉経後の症例だが，子宮にはエストロゲン産生性腫瘍にみられるような変化（詳細は下記）は認められない．本例は卵巣線維腫疑いにて経過観察中である．

【T2強調画像にて低信号を示す卵巣腫瘍（やや難易度高）】

■T2強調画像にて低信号を示す卵巣腫瘍は限られており，覚えておくと診断上役立つ．
■片側性充実性腫瘍のパターンを呈することが多いT2強調低信号卵巣腫瘍としては線維腫，莢膜細胞腫，Brenner腫瘍，顆粒膜細胞腫があげられる．線維腫と莢膜細胞腫は良性，Brenner腫瘍も90％以上は良性だが，（卵巣腫瘍分類における）境界悪性や悪性のこともある．顆粒膜細胞腫は境界悪性である．
■エストロゲン産生腫瘍では，閉経後であるにもかかわらず子宮3層構造の明瞭化や内膜肥厚といった画像所見を呈する．T2強調低信号卵巣腫瘍では莢膜細胞腫と顆粒膜細胞腫がこの性質を有する．
■両側性充実性パターンを呈することが多いT2強調低信号卵巣腫瘍としては，Krukenberg腫瘍があげられる（第6章-02「Krukenberg腫瘍」参照）．
■嚢胞性パターンを呈するT2強調低信号卵巣腫瘍としては，内膜症性嚢胞（第7章-03「内膜症性嚢胞」参照）や卵巣甲状腺腫があげられる．

第6章 ● 女性骨盤T2強調横断像

第6章 女性骨盤T2強調横断像

05 傍卵巣嚢胞 (paraovarian cyst)

正常

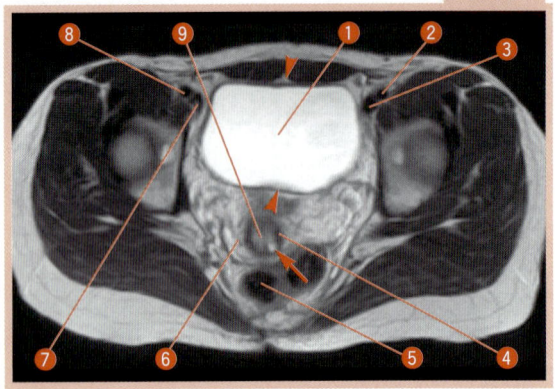

1. 膀胱 (urinary bladder)
2. 左外腸骨動脈 (left external iliac artery)
3. 左外腸骨静脈 (left external iliac vein)
4. 子宮頸部間質 (cervical stroma of the uterus)
5. 直腸 (rectum)
6. 子宮筋層 (myometrium of the uterus)
7. 右外腸骨静脈 (right external iliac vein)
8. 右外腸骨動脈 (right external iliac artery)
9. 子宮頸管上皮 (cervical mucosa of the uterus)

小さなナボット嚢胞（→）は健常人女性においてもしばしば偶発的に認められる（第6章-07「ナボット嚢胞」参照）．筋肉はT2強調画像で低信号を示す正常構造の代表例であり，膀胱壁は筋層が帯状の低信号域として認められる（▶）．

病変

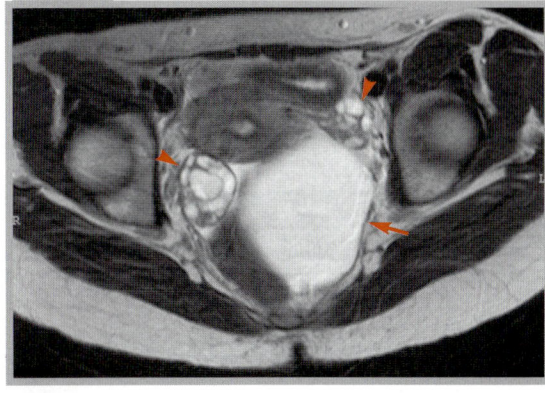

所見 子宮の左後方に，壁が薄いほぼ単房性の大きな嚢胞が認められる（→）．両側の卵巣はこの嚢胞性腫瘤とは別個に認められる（▶）．

【傍卵巣嚢胞】

- 傍卵巣嚢胞は（卵巣でなく）卵巣近傍の付属器から発生した嚢胞で，発生学的な見地からWolff管（中腎管）由来，Müller管（傍中腎管）由来，腹膜中皮由来などに分類される．
- 通常は壁の薄い単房性嚢胞で，大きさが10 cmを超えることも稀ではない．
- 画像上は一見卵巣嚢腫のようであっても，嚢胞性腫瘤とは別個に両側の卵巣が認められることが鑑別点となる．

第6章 ● 女性骨盤T2強調横断像

第6章 女性骨盤T2強調横断像

06 双角子宮 (bicornuate uterus)

正常

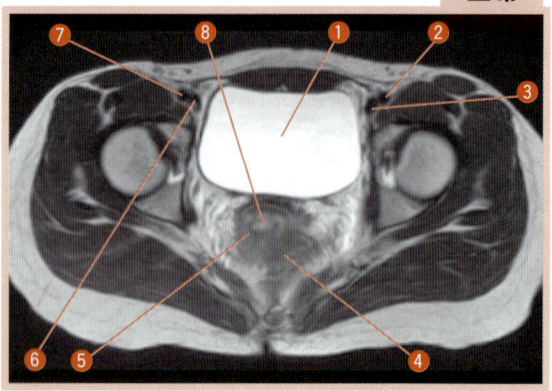

1. 膀胱 (urinary bladder)
2. 左大腿動脈 (left femoral artery)
3. 左大腿静脈 (left femoral vein)
4. 直腸 (rectum)
5. 子宮頸部間質 (cervical stroma of the uterus)
6. 右大腿静脈 (right femoral vein)
7. 右大腿動脈 (right femoral artery)
8. 子宮頸管上皮 (cervical mucosa of the uterus)

病変

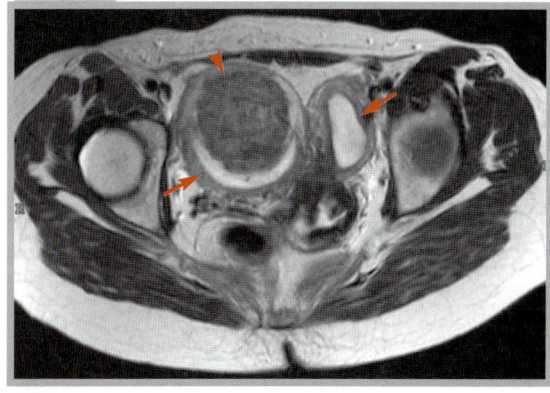

所見 子宮体部は2つの内膜やjunctional zoneを有しており（→），右側の子宮体部に筋腫が認められる（▶）．

【双角子宮，MDA分類（やや難易度高）】

- 子宮の発生過程において，Müller管の癒合が不完全で部分的にしか起こらなかった場合に双角子宮となる．
- 双角子宮を含めたMüller管の発生異常はMDA（Müllerian duct anomaly）と総称され，ASRM（American Society for Reproductive Medicine）により7つの病型に分類されている．
- ASRMによるMDA分類のClass Ⅰは子宮の無形成あるいは低形成，Class Ⅱは単角子宮，Class Ⅲは重複子宮，Class Ⅳは双角子宮，Class Ⅴは中隔子宮，Class Ⅵは弓状子宮，Class Ⅶは合成エストロゲンであるDES（diethylstilbestrol）による異常（T型子宮や子宮低形成をきたす）である．

第6章 女性骨盤T2強調横断像

07 ナボット嚢胞 (nabothian cyst)

正常

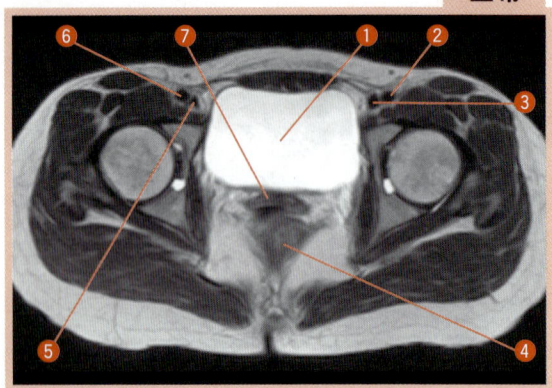

1. 膀胱 (urinary bladder)
2. 左大腿動脈 (left femoral artery)
3. 左大腿静脈 (left femoral vein)
4. 直腸 (rectum)
5. 右大腿静脈 (right femoral vein)
6. 右大腿動脈 (right femoral artery)
7. 膣 (vagina)

このレベルで子宮頸部が膣 (❼) になっている．筋層がT2強調画像で低信号を示す扁平な構造として認められる．

病変

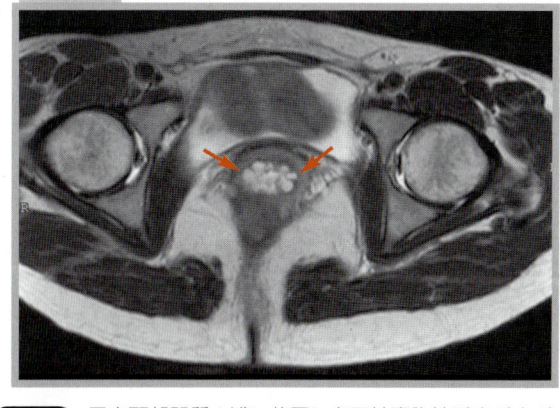

所見 子宮頸部間質の浅い位置に多房性嚢胞性腫瘤が広がっている（→）．

【ナボット嚢胞，悪性腺腫】
- ナボット嚢胞は子宮頸管腺の排泄口が詰まって生じた貯留嚢胞である．子宮頸部の嚢胞性病変では最も頻度が高く，小さなナボット嚢胞は健常人女性においてもしばしば偶発的に認められる．
- ナボット嚢胞と画像上鑑別が困難な病態に悪性腺腫（adenoma malignum）があげられる．ナボット嚢胞は放置可能な良性病変であるため，両者を鑑別することは重要である．
- ナボット嚢胞の多くが子宮頸部の表在性（頸管上皮近く）に存在するのに対し，悪性腺腫はより深い位置に存在することが多い．
- 悪性腺腫では粘液産生が亢進しているため，水様帯下で発症することが多い．
- 嚢胞性腫瘤の一部にエンハンスされる充実成分が目立つ場合は悪性腺腫を疑う．
- 悪性腺腫はPeutz-Jeghers症候群に合併することがある．

第6章 ● 女性骨盤T2強調横断像

第6章 女性骨盤T2強調横断像

08 鼠径ヘルニア（inguinal hernia）

正常

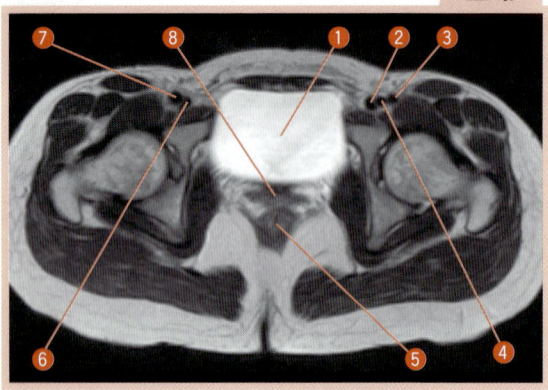

1. 膀胱（urinary bladder）
2. 左大腿静脈（left femoral vein）
3. 左深大腿動脈（left deep femoral artery）
4. 左大腿動脈（left femoral artery）
5. 直腸（rectum）
6. 右大腿静脈（right femoral vein）
7. 右大腿動脈（right femoral artery）
8. 膣（vagina）

左側では大腿動脈（4）から深大腿動脈（3）が分岐している．膣（8）周囲には静脈叢がよく発達しており，T2強調画像にて高信号の管状構造の集簇として認められる．

病変

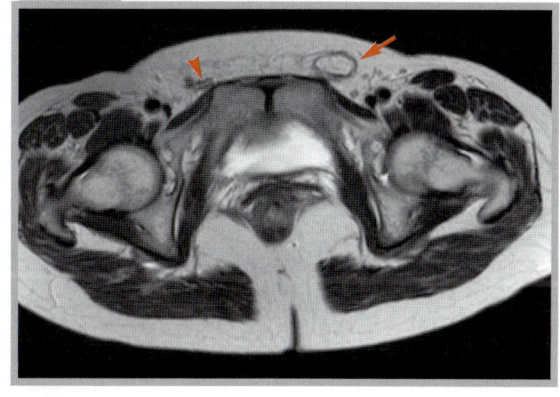

所見 左鼠径輪への腹腔内脂肪織の逸脱がみられる（→）．右側（▶）は正常である．

【鼠径ヘルニア，大腿ヘルニア，閉鎖孔ヘルニア（やや難易度高）】

■内鼠径輪（男性では陰嚢に出入りする精巣動静脈や精管，女性では子宮円索が通る）へのヘルニアを外鼠径ヘルニアと呼び，下腹壁動静脈の外側に位置する．

■Hasselbach三角（下腹壁動静脈内縁，腹直筋外縁，鼠径靭帯上縁で形成される）の菲薄部へのヘルニアを内鼠径ヘルニアと呼び，下腹壁動脈の内側に位置する．

■大腿動脈の内側に沿って大腿管に逸脱するヘルニアを大腿ヘルニアと呼ぶ．

■閉鎖孔（坐骨，恥骨および腸骨により形成される）の大部分は骨盤腹膜や内閉鎖筋，外閉鎖筋により閉じられているが，その外側上方には閉鎖動静脈や閉鎖神経が通る間隙が存在する（閉鎖管）．この閉鎖管へのヘルニアを閉鎖孔ヘルニアと呼ぶ．

■腸管壁の一部（通常は腸間膜付着部の反対側）のみが逸脱するものをRichter型ヘルニア（腸壁ヘルニア）と呼ぶ．嵌頓しているにもかかわらず腸間膜の絞扼がないため腸閉塞症状が出現しにくい．Meckel憩室がヘルニア内容になったものをLittre型ヘルニア（憩室ヘルニア）と呼ぶ．

第6章 ● 女性骨盤T2強調横断像

第6章 女性骨盤T2強調横断像

09 Nuck管水瘤 (Nuck's canal hydrocele)

正常

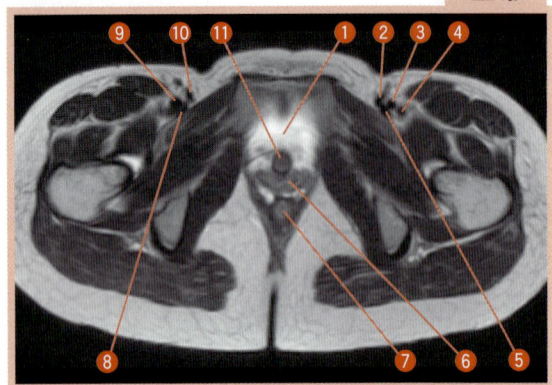

1. 膀胱 (urinary bladder)
2. 左大腿静脈 (left femoral vein)
3. 左大腿動脈 (left femoral artery)
4. 左深大腿動脈 (left deep femoral artery)
5. 左深大腿静脈 (left deep femoral vein)
6. 膣 (vagina)
7. 肛門 (anus)
8. 右深大腿動脈 (right deep femoral artery)
9. 右大腿静脈 (right femoral vein)
10. 右大腿動脈 (right femoral artery)
11. 尿道 (urethra)

単に大腿動脈 (❸, ❿) と呼んだ場合は, 総大腿動脈 (深大腿動脈が分岐するまで) と浅大腿動脈 (深大腿動脈が分岐後) を指す. 浅大腿動脈は膝窩動脈へとつながり, 深大腿動脈は大腿の深部に分布する (静脈も基本的には同様). このレベルでは右深大腿静脈のみがまだ分岐していない.

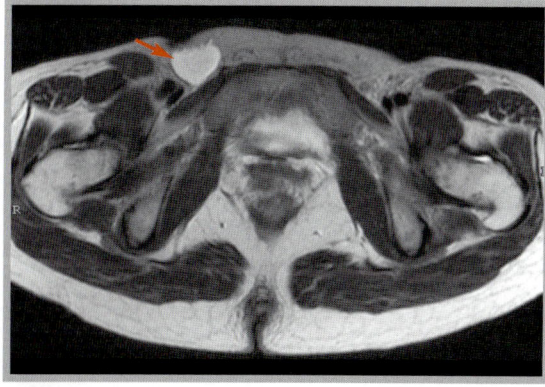

病変

所見 右鼠径部に嚢胞性腫瘤が認められる（→）．

【Nuck管水瘤】
■女性の腹膜鞘状突起をNuck管と呼ぶ．
■Nuck管の一部が開存し，そこに液体が貯留したものをNuck管水瘤と呼ぶ．男性の精索水瘤に相当する．

第7章
女性骨盤T1強調横断像

第7章 女性骨盤T1強調横断像

01 卵巣未分化奇形腫（immature teratoma of the ovary）

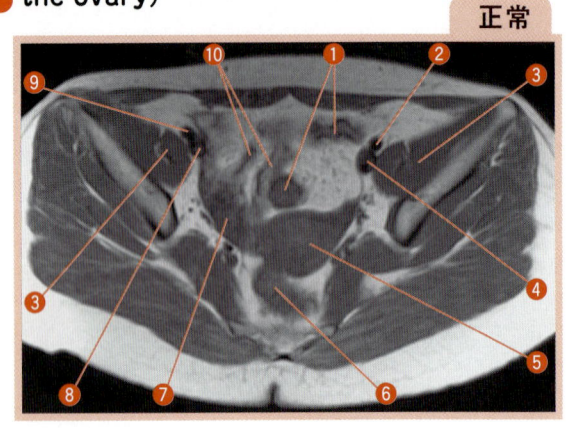

正常

- ❶ S状結腸（sigmoid colon）
- ❷ 左外腸骨動脈（left external iliac artery）
- ❸ 腸腰筋（iliopsoas muscle）
- ❹ 左外腸骨静脈（left external iliac vein）
- ❺ 子宮（uterus）
- ❻ 直腸（rectum）
- ❼ 右卵巣（right ovary）
- ❽ 右外腸骨静脈（right external iliac vein）
- ❾ 右外腸骨動脈（right external iliac artery）
- ❿ 回腸（ileum）

卵巣（ ❼ ）はT2強調画像では高信号の卵胞と低信号の間質とがコントラストをなすが（第8章-01「卵巣機能性嚢胞」の正常画像コメントを参照），T1強調画像ではほぼ全体が筋肉と同程度の信号を呈する．卵巣を同定するにはT1強調画像よりもT2強調画像の方が遥かに有用で，T1強調画像は卵巣内に生じた出血性変化を描出するときなどに役立つ．

病変

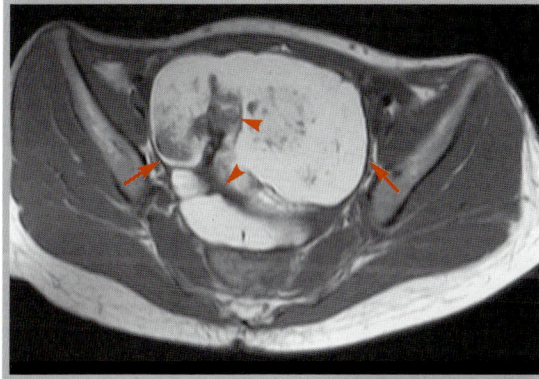

所見 骨盤腔内に大部分が脂肪からなる塊状腫瘤が認められ（→），不整な充実成分を伴っている（▶）．

脂肪抑制T1強調横断像

【未分化奇形腫】

- 脂肪を含む卵巣腫瘍で最も頻度が高いのが類皮嚢胞腫（dermoid cyst）であり，それに次ぐのが未分化奇形腫（immature teratoma）である．類皮嚢胞腫と異なり基本的には悪性腫瘍である．
- 一見，類皮嚢胞腫のように見えても強い造影効果を有する充実成分を伴っていたり，増大傾向が顕著な場合には本症を疑う．
- 類皮嚢胞腫が稀に悪性転化することがあるが（第7章-02「類皮嚢胞腫」参照），それとは全く異なる病態である．類皮嚢胞腫の悪性転化は閉経後の高齢者に多く，未分化奇形腫は若年者に多い．
- 腹膜播種が主な進展形式で，リンパ節転移も生じうる．
- grade1〜3に分類され，数字が高いほど未熟で予後が悪い．

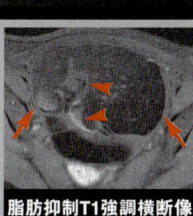

第7章 ● 女性骨盤T1強調横断像

第7章 女性骨盤T1強調横断像

02 類皮嚢胞腫 (dermoid cyst)

正常

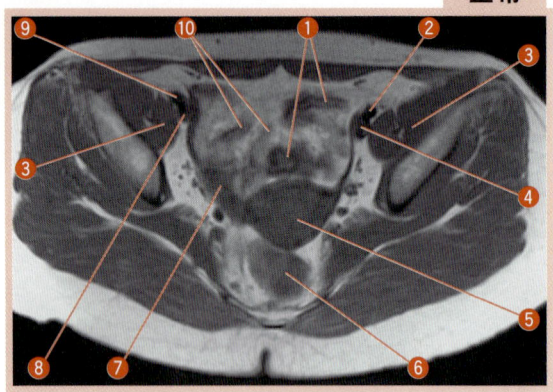

1. S状結腸（sigmoid colon）
2. 左外腸骨動脈（left external iliac artery）
3. 腸腰筋（iliopsoas muscle）
4. 左外腸骨静脈（left external iliac vein）
5. 子宮（uterus）
6. 直腸（rectum）
7. 右卵巣（right ovary）
8. 右外腸骨静脈（right external iliac vein）
9. 右外腸骨動脈（right external iliac artery）
10. 回腸（ileum）

子宮（❺）はT2強調画像では3層構造を示すが（第8章−04「子宮頸癌」の正常画像コメントを参照），T1強調画像では原則として全体が筋肉とほぼ等信号の均一な信号を呈する．

病変

脂肪抑制T1強調横断像

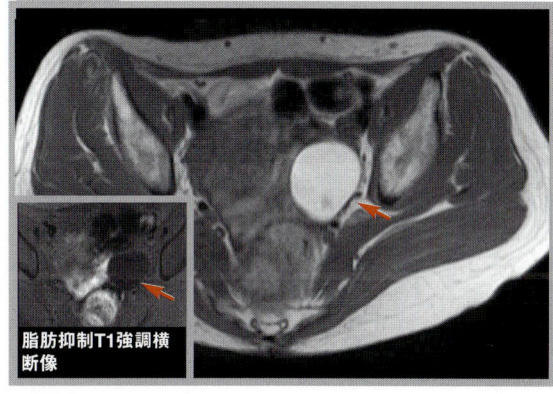

所見 左卵巣にT1強調画像にて皮下脂肪と同程度の高信号を示す腫瘤性病変が認められ（→），脂肪抑制T1強調画像にてその高信号が抑制されている．脂肪からなる腫瘤であることがわかる．

【類皮嚢胞腫，卵巣腫瘍の茎捻転】

■類皮嚢胞腫は別名，成熟嚢胞性奇形腫（mature cystic teratoma）とも呼ばれる．

■脂肪を含む卵巣腫瘍を見たら，まず本症を考える．即ちT1強調画像で皮下脂肪と同じ高信号を呈し，その高信号が脂肪抑制画像で抑制される．

■類皮嚢胞腫の脂肪が毛髪とあわさって椰子の木状になったものをpalm tree appearance，落屑痂皮が呈する特徴所見をmobile spherule，壁在結節をdermoid nippleやRokitansky protuberanceなどとそれぞれ形容することがある．

■類皮嚢胞腫から稀に扁平上皮癌などの悪性腫瘍が発生することがあり（悪性転化），高齢者に多い．

■稀に破裂して内容物による化学性腹膜炎を起こし，腹膜癒着をきたす．

■類皮嚢胞腫は茎捻転を起こしやすい．一般に卵巣腫瘍の茎捻転は周囲との癒着を生じにくい良性腫瘍に好発し，類皮嚢胞腫以外に機能性嚢胞や線維腫などに起こる．

第7章 ● 女性骨盤T1強調横断像

第7章 女性骨盤T1強調横断像

03 内膜症性囊胞 (endometrial cyst)

正常

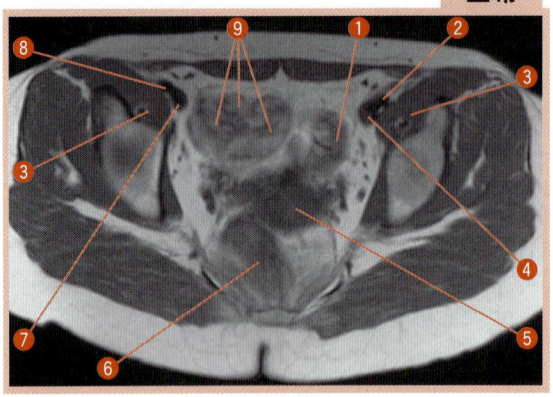

1. S状結腸 (sigmoid colon)
2. 左外腸骨動脈 (left external iliac artery)
3. 腸腰筋 (iliopsoas muscle)
4. 左外腸骨静脈 (left external iliac vein)
5. 子宮 (uterus)
6. 直腸 (rectum)
7. 右外腸骨静脈 (right external iliac vein)
8. 右外腸骨動脈 (right external iliac artery)
9. 回腸 (ileum)

病変

脂肪抑制T1強調横断像

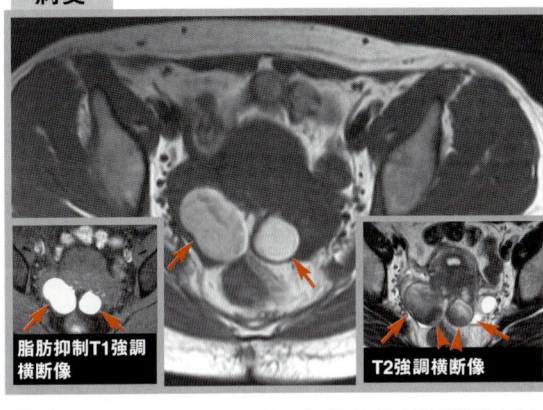

T2強調横断像

所見 両側卵巣にT1強調画像で高信号を示す腫瘤が認められる（→），脂肪抑制T1強調画像にてその高信号は抑制されない．T2強調画像では嚢胞の背側寄りの信号が低下している（▶）．

【内膜症性嚢胞（チョコレート嚢胞）】

- 卵巣の内膜症性嚢胞は別名，チョコレート嚢胞（chocolate cyst）とも呼ばれる．
- 出血性変化を示す卵巣嚢腫を見たら，まず本症を考える．即ちT1強調画像で高信号を呈し，その高信号が脂肪抑制画像で抑制されない．またT2強調画像では低信号を呈することが多い（出血による信号変化は第7章-04「骨盤血腫」や218ページ附表を参照）．T2強調画像での嚢胞背側に沿った特徴的な信号低下をshadingと呼ぶ．
- 内膜症性嚢胞や類皮嚢胞腫は両側性に生じることも多い．
- 内膜症性嚢胞は最も頻度が高い外性子宮内膜症であり，内性の子宮内膜症である子宮腺筋症を合併しやすい．
- 良性病変であるが，稀に明細胞腺癌や類内膜腺癌といった悪性腫瘍を合併することがある．
- 内膜症性嚢胞は周囲との癒着を生じやすいため，茎捻転は起こしにくい．

第7章 女性骨盤T1強調横断像

04 骨盤血腫 (pelvic hematoma)

正常

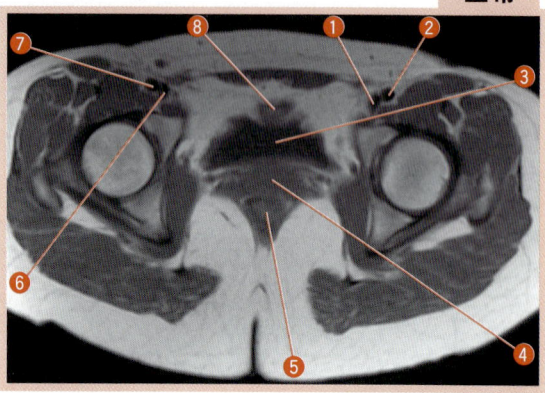

- ❶ 左大腿静脈 (left femoral vein)
- ❷ 左大腿動脈 (left femoral artery)
- ❸ 膀胱 (urinary bladder)
- ❹ 膣 (vagina)
- ❺ 肛門 (anus)
- ❻ 右大腿静脈 (right femoral vein)
- ❼ 右大腿動脈 (right femoral artery)
- ❽ 回腸 (ileum)

このレベルで子宮頸部が膣 (❹) になっている．膣は子宮頸部ほどの厚みはなく，扁平な構造として認められる．

病変

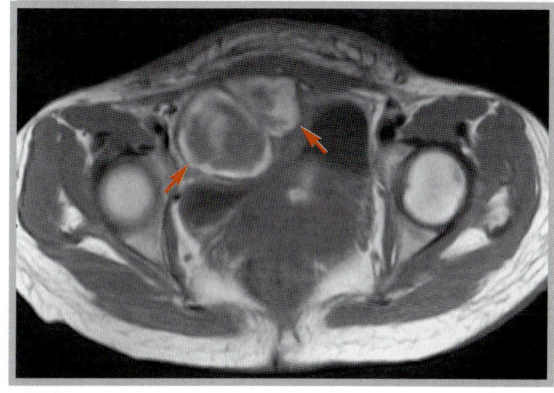

所見 膀胱の右前方に血腫が認められる（→）．信号パターンより辺縁の高信号の部分がメトヘモグロビン，中央の筋肉と同程度の部分がデオキシヘモグロビンで，出血後数日以上経過した血腫である．

【血腫の信号変化（やや難易度高）】

- 血腫の信号変化はヘモグロビンが酸化していくことによるもので，順にオキシヘモグロビン，デオキシヘモグロビン，赤血球内（細胞内）メトヘモグロビン，赤血球外（細胞外）メトヘモグロビンと変化する．
- ヘモグロビンの酸化する速度は，出血した局所の酸素濃度等にも依存するため，細かい数字を覚えることはあまり意味がなく，実用的にはオキシヘモグロビンが出血後数時間以内，デオキシヘモグロビンが数時間〜数日，赤血球内メトヘモグロビンが数日〜数週，赤血球外メトヘモグロビンが数週〜数ヶ月と覚えておけば良い．
- 血腫の大きさがある程度以上ある場合，ヘモグロビンの変化は一度に血腫全体に起こるのではなく，空気（酸素）に接している外側から酸化が起こる．よって例えば外側がメトヘモグロビンで内側がデオキシヘモグロビンといった同心円状を呈することも多い．
- 内部のヘモグロビンの変化とは別に，出血後約2週間程度経つと血腫の辺縁にヘモジデリンによるT2強調低信号の線状域が出現する（ヘモグロビンやヘモジデリンの信号パターンは218ページ附表を参照）．

第7章 ● 女性骨盤T1強調横断像

第7章 女性骨盤T1強調横断像

05 骨転移 (bone metastasis)

正常

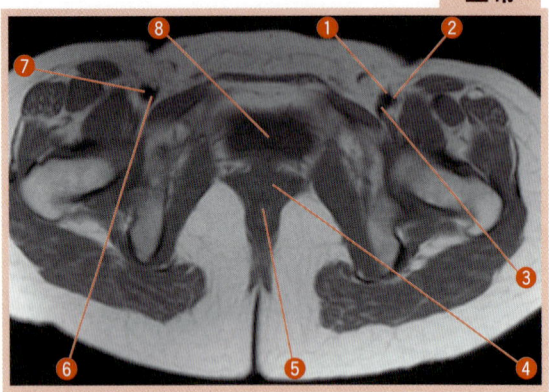

- ❶ 左大腿動脈 (left femoral artery)
- ❷ 左深大腿動脈 (left deep femoral artery)
- ❸ 左大腿静脈 (left femoral vein)
- ❹ 膣 (vagina)
- ❺ 肛門 (anus)
- ❻ 右大腿静脈 (right femoral vein)
- ❼ 右大腿動脈 (right femoral artery)
- ❽ 膀胱 (urinary bladder)

左側では大腿動脈 (❶) から深大腿動脈 (❷) が分岐している.

病変

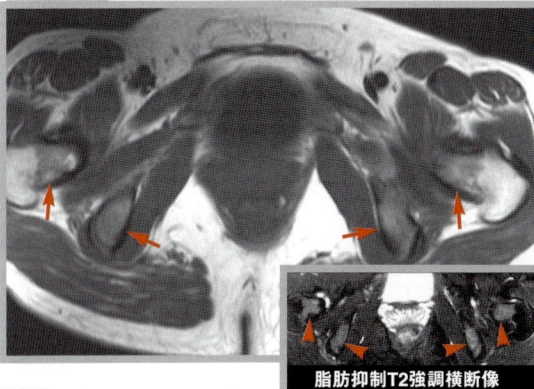

所見 両側の大腿骨頸部や坐骨にT1強調画像で低信号域が認められる（➡）．同部は脂肪抑制T2強調画像にて境界明瞭な高信号を示している（▶）．

【骨転移（転移性骨腫瘍）】
- 悪性腫瘍（癌腫）が好発する中高年では，骨髄は一般に脂肪髄の状態となっているためT1強調画像で高信号を呈する．転移性骨腫瘍は一般にT1強調画像にて高信号を呈する骨髄に，境界明瞭な低信号域として描出されることが多い．
- T2強調画像やGd造影像では，一般に骨髄も転移性骨腫瘍も高信号となるため，脂肪抑制を併用（骨髄の高信号を低信号化させる）した方が描出能が向上する．

コラム 子宮外妊娠
- 子宮外妊娠は急性腹症として発症することも多く早期診断が重要．
- 子宮外妊娠は破裂や流産により臨床的に気付かれることが多く，その際MRI上は血腫の像を呈する．またダイナミックスタディにて絨毛組織が早期濃染されることが重要．
- 子宮外妊娠は卵管（峡部，膨大部，間質部）に最も多く，それ以外にも腹膜，卵巣，頸管などに生じる．

第8章
女性骨盤T2強調矢状断像

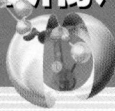

第8章 女性骨盤T2強調矢状断像

01 卵巣機能性嚢胞（functional cyst of the ovary）

正常

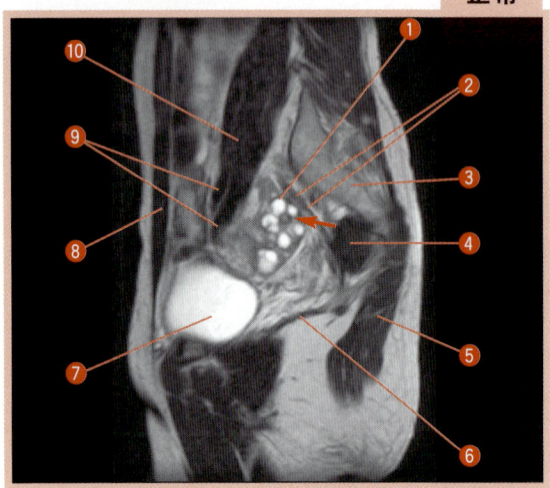

❶ 右卵巣（right ovary）
❷ 右内腸骨動静脈（right internal iliac artery and vein）
❸ 仙骨（sacrum）
❹ 梨状筋（pyriform muscle）
❺ 大殿筋（gluteus maximus muscle）
❻ 肛門挙筋（levator ani muscle）
❼ 膀胱（urinary bladder）
❽ 腹直筋（rectus abdominis muscle）
❾ 右外腸骨動静脈（right external iliac artery and vein）
❿ 腰筋（psoas muscle）

卵巣（❶）の内部構造は，T2強調画像にて多発性の類円形高信号域として見えるのが卵胞で，間質がその間を埋めるような低信号域として認められる．卵胞の信号が低下したような類円形の低信号域（➡）は排卵後の卵胞である黄体を示している．

病変

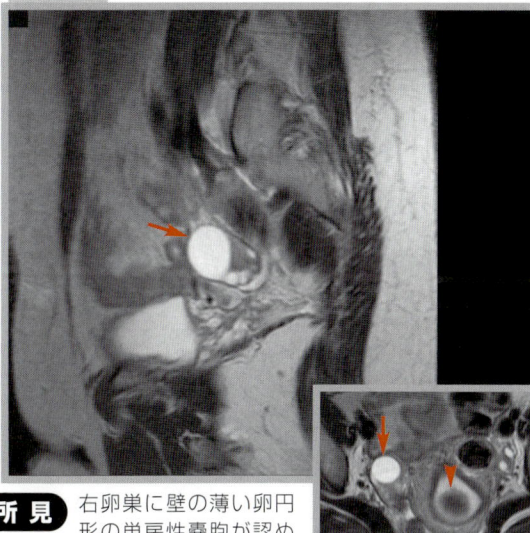

所見 右卵巣に壁の薄い卵円形の単房性嚢胞が認められる（→）．横断像では漿膜下筋腫も認められる（▶）．

T2強調横断像

【卵巣機能性嚢胞】

- 機能性嚢胞とは，月経周期の過程で卵胞や黄体に液体が貯留した貯留嚢胞をいう．卵胞に液体貯留したものが卵胞嚢胞，卵胞が排卵して形成される黄体に液体貯留したものが黄体嚢胞である．
- 一般に5 cm以下の壁が薄い単房性嚢胞で，充実成分を伴わない．
- 月経周期によりサイズが変化することが特徴である（自然消退も起こる）．
- 機能性嚢胞と鑑別が必要なものとして，排卵直前の卵胞（貯留嚢胞でなく卵胞そのもの）や傍卵巣嚢胞があげられる．傍卵巣嚢胞では嚢胞性腫瘍とは別個に卵巣が認識できれば鑑別可能である（傍卵巣嚢胞に関しては第6章-05を参照）．

第8章 ● 女性骨盤T2強調矢状断像

第8章 女性骨盤T2強調矢状断像

02 癌性腹膜炎 (peritonitis carcinomatosa)

正常

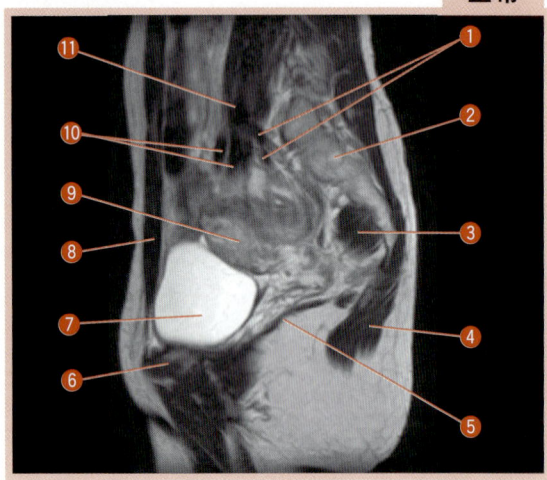

1. 右内腸骨動静脈 (right internal iliac artery and vein)
2. 仙骨 (sacrum)
3. 梨状筋 (pyriform muscle)
4. 大殿筋 (gluteus maximus muscle)
5. 肛門挙筋 (levator ani muscle)
6. 恥骨 (pubic bone)
7. 膀胱 (urinary bladder)
8. 腹直筋 (rectus abdominis muscle)
9. 子宮 (uterus)
10. 右外腸骨動静脈 (right external iliac artery and vein)
11. 腰筋 (psoas muscle)

肛門挙筋（❺）は腸骨尾骨筋，恥骨尾骨筋，恥骨直腸筋からなり，いわゆる骨盤隔膜（pelvic diaphragm）を形成する．

病変

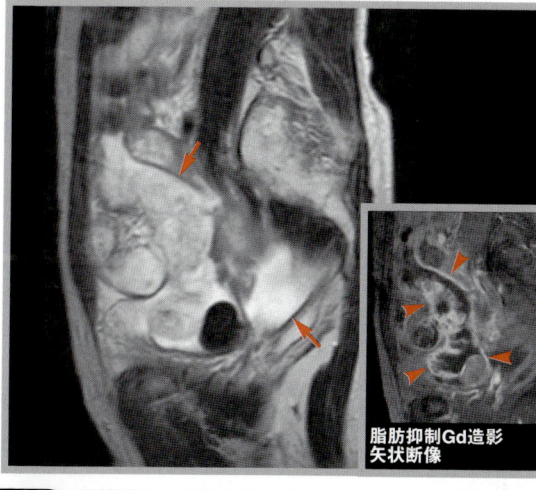

脂肪抑制Gd造影
矢状断像

所見 骨盤腔内に多量の腹水があり（➡），Gd造影像では腹膜および腸間膜の一部が肥厚しつつエンハンスされている（▶）．

【癌性腹膜炎】

- 癌性腹膜炎では，腹水に加えエンハンスされる腹膜や腸間膜の肥厚所見が認められる．肥厚がさらに強くなると腫瘤を形成する．
- 腹膜肥厚をきたす他の疾患として，結核性腹膜炎やperitoneal mesotheliomaがあげられる．

第8章 ● 女性骨盤T2強調矢状断像

第8章 女性骨盤T2強調矢状断像

03 卵巣癌 (ovarian carcinoma)

正常

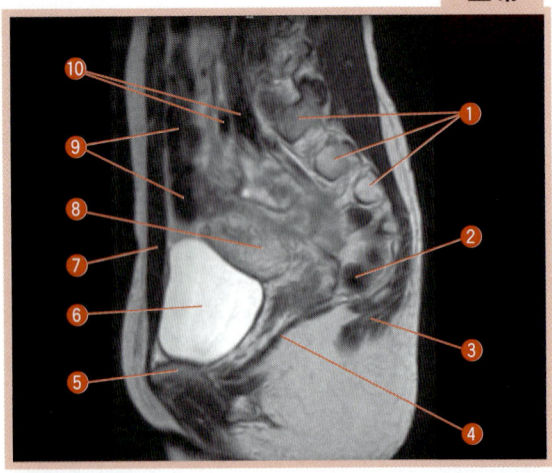

1. 仙骨 (sacrum)
2. 直腸 (rectum)
3. 大殿筋 (gluteus maximus muscle)
4. 肛門挙筋 (levator ani muscle)
5. 恥骨 (pubic bone)
6. 膀胱 (urinary bladder)
7. 腹直筋 (rectus abdominis muscle)
8. 子宮 (uterus)
9. 回腸 (ileum)
10. 右外腸骨動静脈 (right external iliac artery and vein)

病変

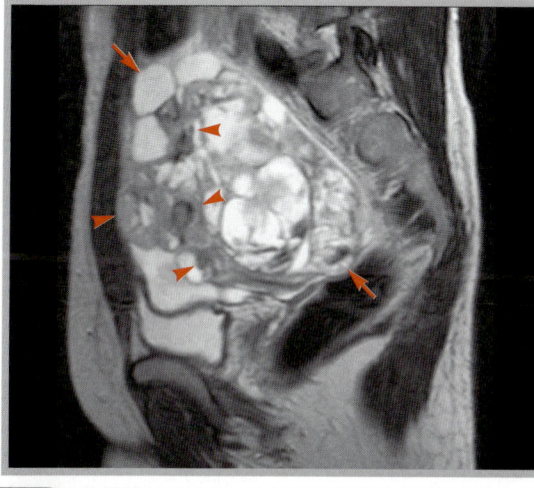

所見 骨盤腔内に巨大な多房性嚢胞性腫瘤が認められ（→），多彩な信号を示しつつ不整な充実成分を伴っている（▶）．

【卵巣癌】
- 卵巣癌は卵巣に発生する種々の原発性悪性腫瘍の総称であり，頻度的には表層上皮性・間質性腫瘍が最も多く，本邦ではこれに胚細胞性腫瘍が次ぐ．
- 血行性転移は比較的少なく，腹膜播種とリンパ節転移が主な進展様式となる．
- FIGO*分類で腫瘍が卵巣に限局するのがstageⅠ，骨盤内進展に留まるのがⅡ，骨盤を超える腹膜播種やリンパ節転移がⅢ，遠隔転移がⅣである．
- 画像所見は組織型により異なるが，不整な充実成分が目立つ腫瘤では悪性を疑う．

＊FIGO：International Federation of Gynecology and Obstetrics

第8章 ● 女性骨盤T2強調矢状断像

第8章 女性骨盤T2強調矢状断像

04 子宮頸癌 (uterine cervix carcinoma)

正常

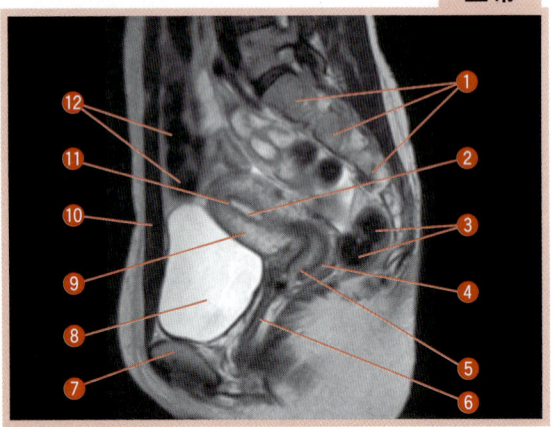

1. 仙骨 (sacrum)
2. 子宮内膜 (endometrium of the uterus)
3. 直腸 (rectum)
4. 子宮頸部間質 (cervical stroma of the uterus)
5. 子宮頸管上皮 (cervical mucosa of the uterus)
6. 腟 (vagina)
7. 恥骨 (pubic bone)
8. 膀胱 (urinary bladder)
9. 子宮筋層 (myometrium of the uterus)
10. 腹直筋 (rectus abdominis muscle)
11. 子宮ジャンクショナルゾーン (junctional zone of the uterus)
12. 回腸 (ileum)

子宮体部はT2強調画像にて"3層構造"を示す.すなわち内膜（❷）が著明な高信号,内側の筋層であるjunctional zone（⓫）が著明な低信号,外側の筋層（❾）が不均一な淡い高信号を呈する.子宮頸部は頸管上皮（❺）が著明な高信号,頸部間質（❹）がjunctional zoneから連続する形で著明な低信号,筋層は体部と同様に不均一な淡い高信号を呈する.

正常画像と並べてわかる 腹部・骨盤部MRI

病変

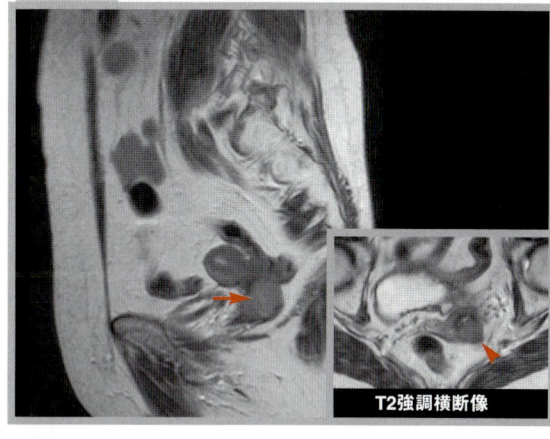

T2強調横断像

所見 子宮頸部にはT2強調矢状断像にて淡い高信号を示す腫瘤が認められ（→），横断像では低信号のstromal ringが腫瘍により消失しているのがわかる（▶）．頸部間質浸潤を伴う子宮頸癌の所見である（stageⅠb）．

【子宮頸癌】

- 子宮頸癌の画像診断では，治療方針の決定や予後を占ううえで病期診断が重要となる．
- FIGO分類で腫瘍が頸管上皮に留まるのがstage 0（CIS：carcinoma *in situ*），頸部間質に顕微鏡レベルでの浸潤がⅠa，肉眼レベルでの浸潤がⅠb，腟の上2/3までの浸潤がⅡa，子宮傍組織への浸潤がⅡb，腟下1/3に及ぶ浸潤がⅢa，骨盤壁に及ぶ浸潤がⅢb，膀胱や直腸への浸潤がⅣa，遠隔転移がⅣbである．
- T2強調画像にて腫瘍は高信号を示し，低信号である頸部間質，腟や膀胱，直腸の筋層，骨盤壁の筋肉への浸潤を明瞭に描出する．
- 頸部間質の部分断裂はⅠb，完全断裂して腫瘍が外方突出すればⅡb，骨盤壁の筋肉へ高信号が及べばⅢbである．

第8章 女性骨盤T2強調矢状断像

05 子宮体癌（endometrial carcinoma）

正常

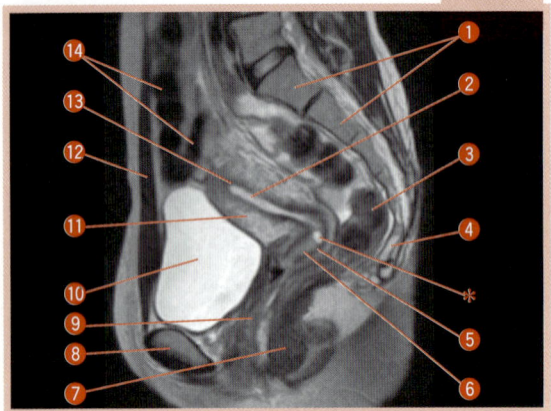

❶ 仙骨（sacrum）
❷ 子宮内膜（endometrium of the uterus）
❸ 直腸（rectum）
❹ 尾骨（coccyx）
❺ 子宮頸部間質（cervical stroma of the uterus）
❻ 子宮頸管上皮（cervical mucosa of the uterus）
❼ 肛門（anus）
❽ 恥骨（pubic bone）
❾ 膣（vagina）
❿ 膀胱（urinary bladder）
⓫ 子宮筋層（myometrium of the uterus）
⓬ 腹直筋（rectus abdominis muscle）
⓭ 子宮ジャンクショナルゾーン（junctional zone of the uterus）
⓮ 回腸（ileum）

子宮体部の3層構造は月経周期に伴って厚みや信号強度が変化するが，頸部は一般に月経周期による影響を受けにくい．子宮頸部には小さなナボット嚢胞（＊）が健常人女性においてもしばしば認められる（ナボット嚢胞に関しては第6章-07「ナボット嚢胞」を参照）

病変

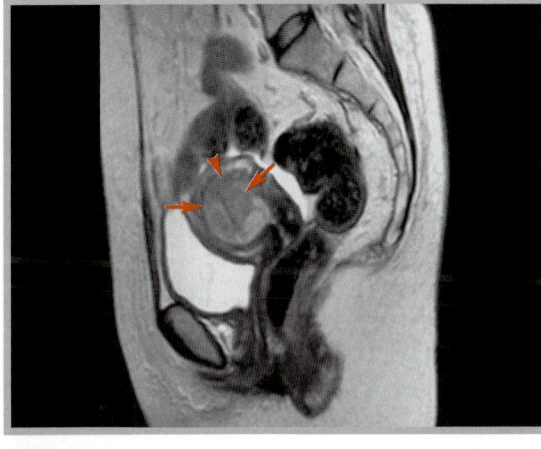

所見 子宮体部の後壁から底部にかけて淡い高信号と淡い低信号とが混在した不均一な腫瘍が広がっており（➡），一部junctional zoneにも浸潤している（▶）．

【子宮体癌】

■子宮体癌は子宮内膜から発生するため，子宮内膜癌（endometrial carcinoma）とも呼ばれる．

■FIGO分類で子宮内膜に留まるのがstageⅠa，子宮筋層1/2までの浸潤がⅠb，筋層1/2を超える浸潤がⅠc，頸管上皮への浸潤がⅡa，頸部間質への浸潤がⅡb，漿膜，附属器，腹膜への浸潤がⅢa，腟への転移がⅢb，骨盤や傍大動脈へのリンパ節転移がⅢc，膀胱や腸管への浸潤がⅣa，遠隔転移がⅣbである．

■T2強調画像にて腫瘍は不均一ながらも淡い高信号を示すことが多く，低信号であるjunctional zone，頸部間質，腟や膀胱，腸管の筋層への浸潤や転移を比較的明瞭に描出する．造影MRI（特にダイナミックMRI）も病期診断に有用である．

■junctional zoneの断裂がなければⅠa，部分断裂はⅠb，ほぼ完全な断裂はⅠc，頸部間質が断裂していればⅡbと診断する．

第8章 ● 女性骨盤T2強調矢状断像

第8章 女性骨盤T2強調矢状断像

06 子宮漿膜下筋腫（subserosal myoma of the uterus）

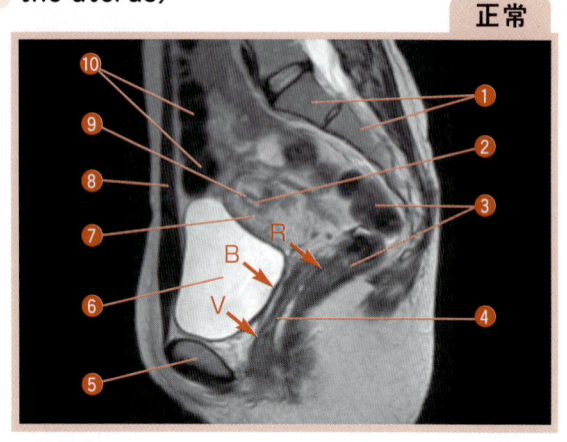

正常

1. 仙骨（sacrum）
2. 子宮内膜（endometrium of the uterus）
3. 直腸（rectum）
4. 膣（vagina）
5. 恥骨（pubic bone）
6. 膀胱（urinary bladder）
7. 子宮筋層（myometrium of the uterus）
8. 腹直筋（rectus abdominis muscle）
9. 子宮ジャンクショナルゾーン（junctional zone of the uterus）
10. 回腸（ileum）

筋肉はT2強調画像で低信号を示す正常構造の代表例であり，膀胱（B），膣（V），直腸（R）の筋層も線状の低信号域として認められる（➡）．子宮頸癌などの腫瘍がこれらの臓器に浸潤すると，筋層の低信号域が（腫瘍の高信号域に置き換えられて）消失する．

病変

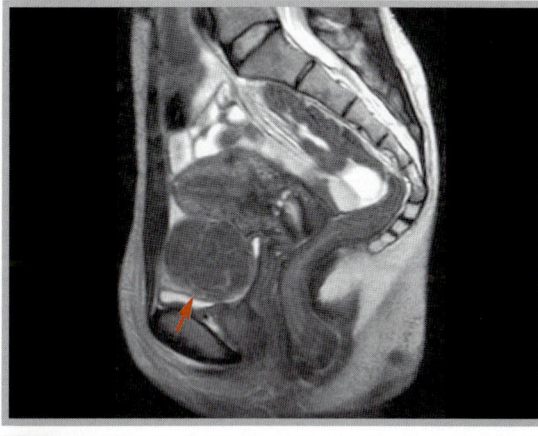

所見 子宮体部の前壁から外方性に突出する充実性腫瘤が認められ（→），T2強調画像にて低信号を呈している．

【子宮漿膜下筋腫】

- 漿膜下筋腫では卵巣腫瘍（特に第6章-04で述べた「T2強調低信号の充実性卵巣腫瘤」）との鑑別が問題となる．
- 卵巣腫瘍との鑑別は，腫瘤自体の画像所見のみならず既存の両側卵巣が腫瘤とは別個にしっかりと確認されるかどうかが重要．
- 子宮筋腫は組織学的には平滑筋腫（leiomyoma）である．一般にホルモン（エストロゲンやプロゲステロン）依存性の発育を示し，閉経後は縮小することが多い．

第8章 女性骨盤T2強調矢状断像

07 バルトリン腺嚢胞 (Bartholin's gland cyst)

正常

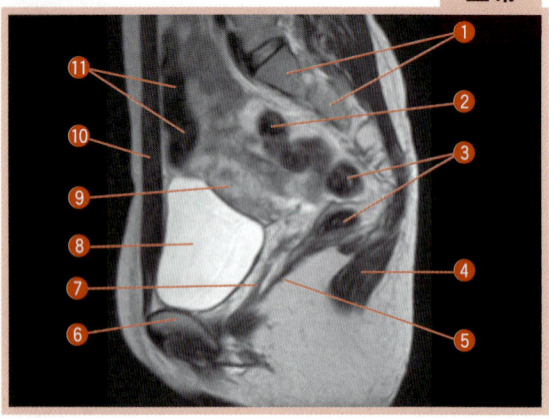

1. 仙骨 (sacrum)
2. S状結腸 (sigmoid colon)
3. 直腸 (rectum)
4. 大殿筋 (gluteus maximus muscle)
5. 肛門挙筋 (levator ani muscle)
6. 恥骨 (pubic bone)
7. 膣 (vagina)
8. 膀胱 (urinary bladder)
9. 子宮 (uterus)
10. 腹直筋 (rectus abdominis muscle)
11. 回腸 (ileum)

病変

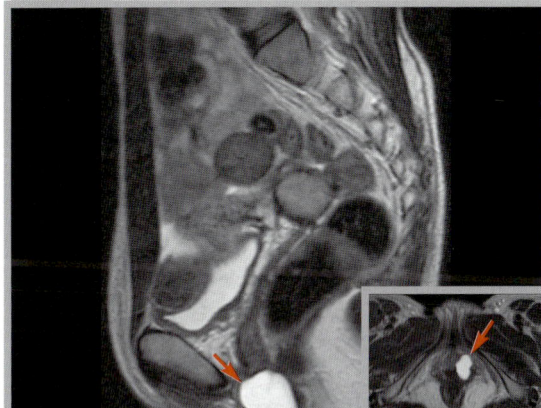

T2強調横断像

所見 外陰部の左側寄りに隔壁様構造を伴う囊胞性腫瘤が認められる（→）.

【貯留囊胞，バルトリン腺囊胞】

- 既存の腺管（gland）の出口が詰まって内部に液体が貯留することにより形成される貯留囊胞（retention cyst）には，顎下腺のガマ腫（ranula），胆管周囲腺の胆管周囲囊胞（peribiliary cyst），子宮頸管腺のナボット囊胞（nabothian cyst），バルトリン腺のバルトリン腺囊胞などがあげられる．
- バルトリン腺囊胞は外陰部の囊胞性腫瘤として認められる．T2強調画像では著明な高信号を呈し，T1強調画像では内容液の性状により低信号～高信号までの様々な信号を示す（タンパク濃度が高いような内容液ではT1強調画像で高信号を呈する）．

第8章 ● 女性骨盤T2強調矢状断像

第8章 女性骨盤T2強調矢状断像

08 卵巣粘液性嚢胞腺腫（mucinous cystadenoma of the ovary）

正常

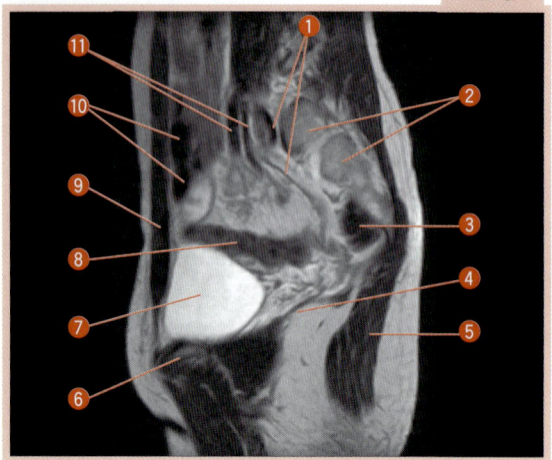

1. 左内腸骨動静脈（left internal iliac artery and vein）
2. 仙骨（sacrum）
3. 梨状筋（pyriform muscle）
4. 肛門挙筋（levator ani muscle）
5. 大殿筋（gluteus maximus muscle）
6. 恥骨（pubic bone）
7. 膀胱（urinary bladder）
8. S状結腸（sigmoid colon）
9. 腹直筋（rectus abdominis muscle）
10. 回腸（ileum）
11. 左外腸骨動静脈（left external iliac artery and vein）

外腸骨動静脈（⑪）や内腸骨動静脈（①）といった血管は，血流によりスピンが移動するため信号がとれずに無信号（signal-void）になる．流れ（flow）により無信号となるため，これをflow-voidと呼ぶ．

病変

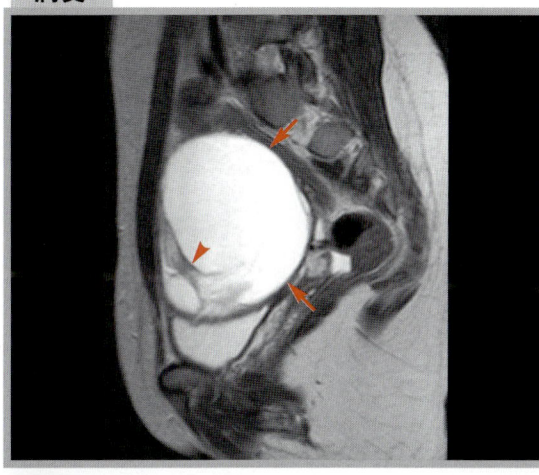

所見 左卵巣に多房性嚢胞性腫瘤があり（→），一部に隔壁の肥厚を伴っている（▶）．

【卵巣嚢胞腺腫】
■卵巣の嚢胞腺腫は漿液性では単房性，粘液性では多房性の嚢胞性腫瘤を呈することが多い．多房性嚢胞性腫瘤の像を呈していても一般に嚢胞腺癌ほどの著明な（隔）壁肥厚や充実成分は目立たないことが多い．

コラム peritoneal inclusion cyst（やや難易度高）
○卵巣の嚢胞性腫瘤と誤認されやすいものの一つにperitoneal inclusion cystがある．
○主に卵巣から産生される液体が，腹膜の吸収能低下により吸収されずに貯留して形成された嚢胞性腫瘤である．
○卵巣に接するような格好で"腹水が被包化されたような"嚢胞性腫瘤像を呈する．
○腹膜の吸収能低下の原因として骨盤の手術，外傷や炎症性疾患などがあげられる．

第8章 ● 女性骨盤T2強調矢状断像

第8章 女性骨盤T2強調矢状断像

09 卵巣出血 (ovarian hemorrhage)

正常

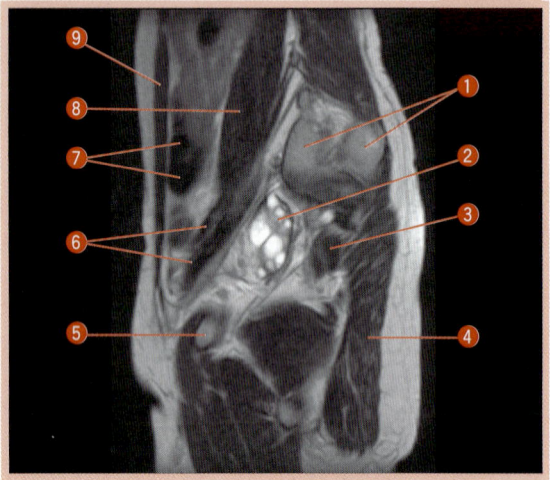

1. 仙骨 (sacrum)
2. 左卵巣 (left ovary)
3. 梨状筋 (pyriform muscle)
4. 大殿筋 (gluteus maximus muscle)
5. 恥骨 (pubic bone)
6. 左外腸骨動静脈 (left external iliac artery and vein)
7. 回腸 (ileum)
8. 腰筋 (psoas muscle)
9. 腹直筋 (rectus abdominis muscle)

このスライスでの左卵巣（❷）は，（T2強調画像にて）著明な高信号の大小の卵胞と，その間を埋める低信号の間質とがコントラストをなしている様子が明瞭である．卵巣は生殖可能年齢の女性では，月経周期によってはかなり大きくなるため病的所見と見誤らないことが重要だ．一般に異常な卵巣腫大と判定するには，最大径で4cm以上を目安とするとよい．

病変

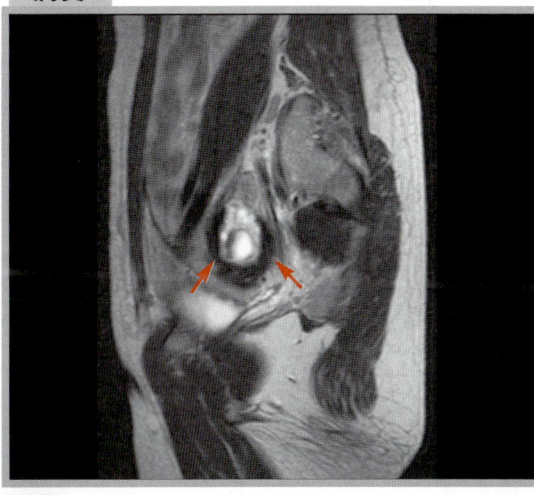

所見 左卵巣には，辺縁部を主体にT2強調画像で低信号を示す異常信号域が広がっている（→）．T2強調画像での低信号はデオキシヘモグロビンを主体とした血腫の特徴の一つである．

【卵巣出血】
- 卵巣出血は必ずしも外傷の既往がなくとも特発性に生じうる．
- 疫学的には若年女性と女児に多い．
- 若年女性に好発する特発性出血には，排卵時の破綻性出血である卵胞出血と血管新生が盛んな黄体から出血する黄体出血とがある．
- 女児に好発する理由として，この時期では卵巣を含めた付属器の固定が不十分なためと説明されており，ちょっとした外傷（minor trauma）で卵巣出血をきたしうる．
- 上記以外として抗凝固療法や出血性素因によるもの，人工生殖に伴う採卵時に起こるものなどがある．

第8章 ● 女性骨盤T2強調矢状断像

第9章
女性骨盤T1強調矢状断像

第9章 女性骨盤T1強調矢状断像

01 侵入奇胎 (invasive mole of the uterus)

正常

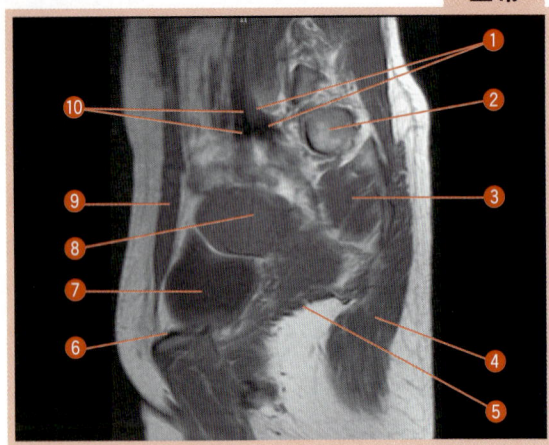

1. 右内腸骨動静脈 (right internal iliac artery and vein)
2. 仙骨 (sacrum)
3. 梨状筋 (pyriform muscle)
4. 大殿筋 (gluteus maximus muscle)
5. 肛門挙筋 (levator ani muscle)
6. 恥骨 (pubic bone)
7. 膀胱 (urinary bladder)
8. 子宮 (uterus)
9. 腹直筋 (rectus abdominis muscle)
10. 右外腸骨動静脈 (right external iliac artery and vein)

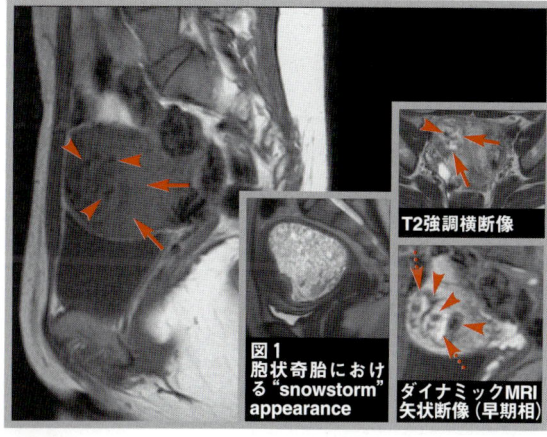

病変

図1 胞状奇胎における "snowstorm" appearance

T2強調横断像

ダイナミックMRI矢状断像（早期相）

所見 血中hCGが高値を呈している症例．子宮体部右側壁から底部にかけて限局性の異常信号域が認められ（→），その内部にはflow-voidを示唆する著明な低信号～無信号域が認められる（▶）．ダイナミックMRIの早期相では絨毛組織に相当すると考えられる部分が濃染されている（⋯▶）．

【絨毛性疾患（やや難易度高）】

- 子宮の絨毛性疾患（gestational trophoblastic disease）は絨毛の異常増殖を示す種々の病態の総称で，胞状奇胎，侵入奇胎，絨毛癌などがこれに含まれる．他にもPSTT（placental site trophoblastic tumor）や存続絨毛症といった疾患概念が存在する．原則として妊娠に続発する．
- 胞状奇胎（hydatidiform mole）は囊胞化した絨毛の異常増殖からなり，"snowstorm" と呼称される特徴的な所見（一般にはエコー所見）により診断される（図1）．
- 侵入奇胎（invasive mole）や絨毛癌（choriocarcinoma）は，血中hCG値の上昇によりその存在に気付かれることが多い．侵入奇胎は組織像は胞状奇胎と同様であるが，子宮筋層への侵入像がある．絨毛癌は絨毛上皮よりなる悪性腫瘍で，本来の絨毛形態をとどめない．

第9章 ● 女性骨盤T1強調矢状断像

第9章 女性骨盤T1強調矢状断像

02 子宮悪性リンパ腫（malignant lymphoma of the uterus）

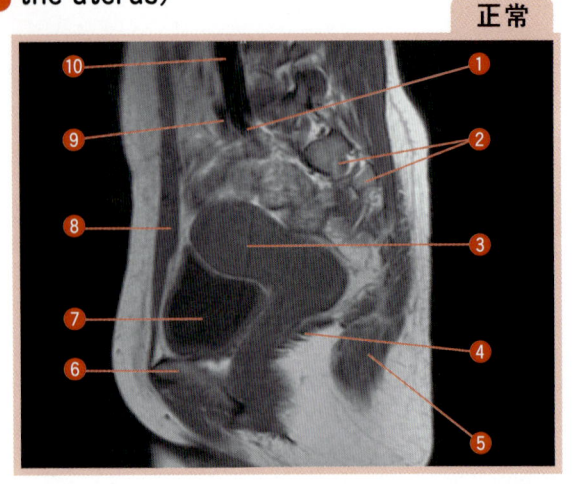

正常

- ❶ 右総腸骨静脈（right common iliac vein）
- ❷ 仙骨（sacrum）
- ❸ 子宮（uterus）
- ❹ 肛門挙筋（levator ani muscle）
- ❺ 大殿筋（gluteus maximus muscle）
- ❻ 恥骨（pubic bone）
- ❼ 膀胱（urinary bladder）
- ❽ 腹直筋（rectus abdominis muscle）
- ❾ 右総腸骨動脈（right common iliac artery）
- ❿ 下大静脈（inferior vena cava）

子宮（❸）はT2強調画像では3層構造を示すが（第8章-04「子宮頸癌」の正常画像コメントを参照），T1強調画像では原則として全体が筋肉とほぼ等信号の均一な信号を呈する．

病変

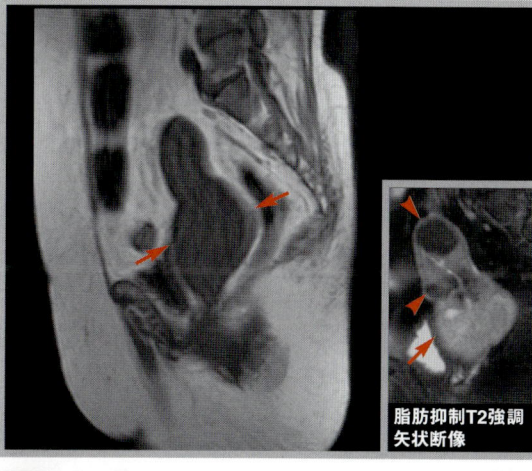

脂肪抑制T2強調矢状断像

所見 子宮頸部がびまん性に腫大している（→）．筋腫結節も散在している（▶）．

【子宮頸部の稀な悪性腫瘍】

- 子宮頸部に発生する稀な悪性腫瘍として悪性リンパ腫，悪性黒色腫，悪性腺腫などがある．
- 悪性リンパ腫は子宮頸部のびまん性腫大として認められ，腫瘤が大きい場合でも粘膜側は比較的保たれることが多い（非上皮性腫瘍の一般的な特徴）．
- 悪性黒色腫は，女性生殖器では子宮頸部以外に腟や外陰部にも発生する．メラニンに富むタイプ（melanotic type）であればメラニンの緩和促進効果によりT1，T2値いずれも短縮し，T1強調画像で高信号，T2強調画像で低信号という特徴的な信号パターンを呈する．
- 悪性腺腫は子宮頸部の嚢胞腺癌で，一般に粘液産生が亢進しているため水様帯下で発症することが多い（第6章-07「ナボット嚢胞」参照）

第9章 ● 女性骨盤T1強調矢状断像

第9章 女性骨盤T1強調矢状断像

03 子宮瘤水腫 (hydrometra of the uterus)

正常

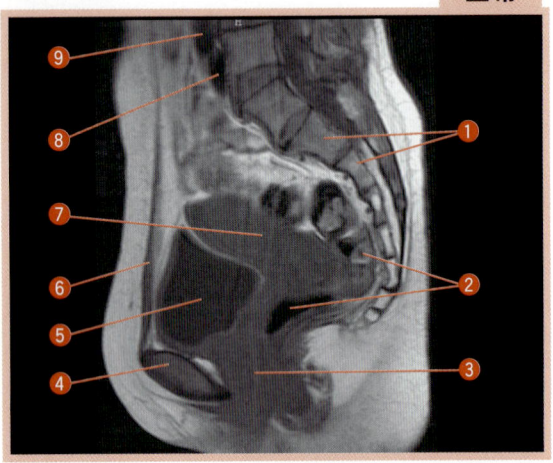

1. 仙骨 (sacrum)
2. 直腸 (rectum)
3. 膣 (vagina)
4. 恥骨 (pubic bone)
5. 膀胱 (urinary bladder)
6. 腹直筋 (rectus abdominis muscle)
7. 子宮 (uterus)
8. 左総腸骨静脈 (left common iliac vein)
9. 右総腸骨動脈 (right common iliac artery)

椎体前面で右総腸骨動脈 (❾) と左総腸骨静脈 (❽) とが交叉し，右総腸骨動脈が左総腸骨静脈の前方に位置する．

病変

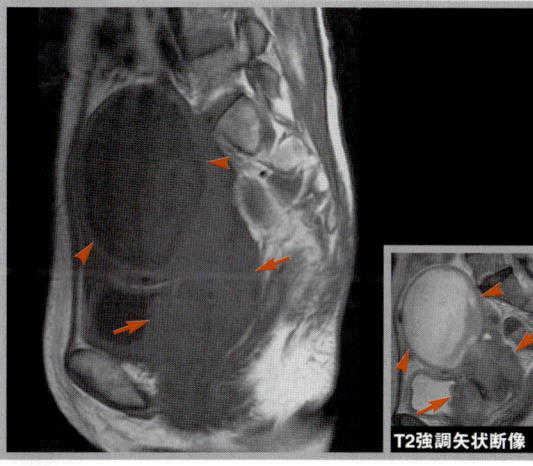

T2強調矢状断像

所見 子宮頸癌の症例．子宮頸部から膀胱後壁にかけて塊状腫瘤が認められ（➡），子宮内腔は液体貯留を伴いつつ拡張している（▶）．

【子宮瘤水腫，瘤血腫，瘤膿腫】

- 子宮腔内に液体が貯留した状態を子宮瘤水腫（hydrometra），血液が貯留した状態を子宮瘤血腫（hematometra），膿汁が貯留した状態を子宮瘤膿腫（pyometra）とそれぞれ呼ぶ．
- 瘤水腫，瘤血腫，瘤膿腫は本症例のような腫瘍以外にも先天奇形（膣閉鎖のように流出路が障害された場合）や骨盤の感染症（瘤膿腫の場合）などで生じる．
- 閉経後では，頸管の閉鎖に伴い少量の子宮瘤水腫がみられることがあり，この場合は必ずしも病的所見ではない．
- 瘤水腫，瘤血腫，瘤膿腫はそれぞれ瘤水症，瘤血症，瘤膿症とも呼称する．

第9章 ● 女性骨盤T1強調矢状断像

第10章
特殊なMRI撮像法

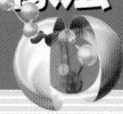

第10章 特殊なMRI撮像法

01 MRCP

　MRCP（<u>M</u>agnetic <u>R</u>esonance <u>C</u>holangio<u>p</u>ancreatography：MR胆道膵管撮影）は、MRI（<u>M</u>agnetic <u>R</u>esonance <u>I</u>maging：磁気共鳴画像）の手法を用いてERCP（<u>E</u>ndoscopic <u>R</u>etrograde <u>C</u>holangio<u>p</u>ancreatography：内視鏡的逆行性胆道膵管造影）のような画像を得る撮像法である。具体的には非常に強いT2強調画像（heavily T2-weighted image）を撮像することで液体成分のみを強調し（生体内では液体成分が最もT2強調画像で高い信号を示す）、胆汁や膵液を"天然の造影剤"として使用することで外から造影剤を加えることなく胆道系や膵管系の内腔像を作り出す（図1）。

経口前処置薬

　MRCPでは胆道系や膵管系の描出は"外から造影剤を加えることなく"行うが、基本的に液体成分はすべて高信号に描出されるため上部消化管（特に胃や十二指腸）の内溶液が高信号に描出されて膵胆道系描出の障害となる。そのためMRCP撮像前にはT2強調画像での信号を低下させるような前処置薬を経口投与する。具体的には塩化マンガン四水和物（商品名：ボースデル®）やクエン酸鉄アンモニウム（商品名：フェリセルツ®）などが用いられている。

ERCPとの比較

　"膵胆道系の内腔を画像化する"という点ではMRCPもERCPも同じである。それではこの両者はどうやって使い分けるのであろうか？　一般に、スクリーニングはMRCP、精査や検体採取、治療目的などの際にはERCPというスタンスであり、ERCP施行前のガイドとしてMRCPが施行されることもある。

　参考までに以下にMRCP、ERCPそれぞれの利点について述べる（一般には一方の利点がもう一方の欠点と考えればよい）。

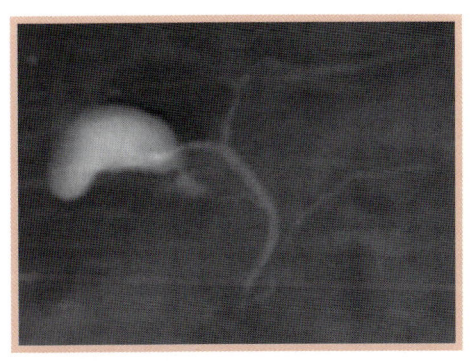

図1●正常の MRCP 画像
造影剤を使用することなく,胆道系や膵管系の内腔を
画像化する

■ MRCP の利点

○非侵襲的である
　MRI の寝台に寝ているだけで検査ができ,ファイバーの挿入
　etc...といった苦痛がない.

○閉塞部の遠位側の評価ができる
　例えば膵体部に癌があり膵管閉塞をきたしている場合,ERCP
　では Vater 乳頭から腫瘍までの膵管しか描出されないが,
　MRCP では拡張した尾部側の膵管も描出され Vater 乳頭側の
　膵管との"挟み撃ち"で腫瘍の進展範囲を知ることができる.

○急性膵炎や胃切術後の患者でも検査が施行できる
　急性膵炎では ERCP は禁忌であり,また胃切術後の症例では再
　建術式によっては ERCP はできなくなる.

○自然な状態での観察ができる
ERCP ではある程度の圧をかけて造影剤を注入しているが，MRCP では自然な生理的状態で膵管や胆管の観察ができる．

○ヨード性造影剤を使用しない
ヨード性造影剤による種々の副作用の心配がない．

■ ERCP の利点

○高精細である
例えば MRCP では分枝膵管が描出されれば原則として異常（拡張）であるが，ERCP では分枝膵管が描出されるのが正常である．それだけの分解能（描出能）の違いが両者にはある．

○検体の採取ができる
ERCP では膵液や胆汁を採取して細胞診や k-ras 遺伝子の測定などができる．

○治療ができる
ERCP では胆道ドレナージやステント留置などの治療手技が行える．

MRCP の適応

極論すればすべての膵胆道系疾患が MRCP の適応といえるが，MRCP が良い適応でほぼ first choice といえる場合と，MRCP よりもエコー検査やＣＴなどが first choice として優先される場合とに大別される．以下に具体例を述べる．

■ MRCPが良い適応である場合

○膵管や胆管の形態異常：膵胆管合流異常，膵管の発生異常（pancreas divisum など：図2），先天性胆道拡張症（いわゆる総胆管嚢腫），原発性硬化性胆管炎やその他の胆管/膵管の拡張/狭窄の評価

○嚢胞性疾患：膵嚢胞性腫瘍（図3），胆管周囲嚢胞など

○総胆管結石（ちなみに胆嚢結石はエコー検査が first choice）

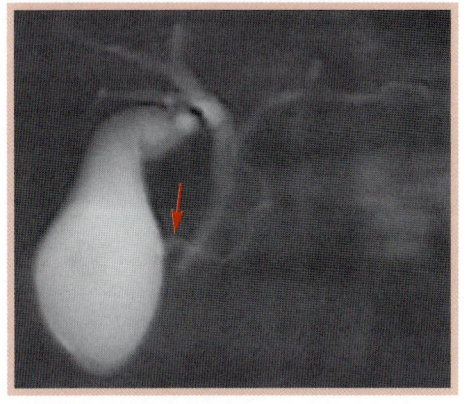

図2 ● pancreas divisum
総胆管が開口する主乳頭よりも口側の十二指腸（副乳頭）に主膵管が開口している（→）．pancreas divisum は背側膵原基と腹側膵原基との癒合不全による発生異常である

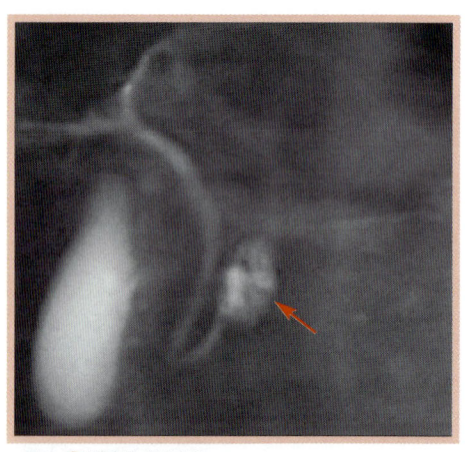

図3 ● 膵嚢胞性腫瘍
膵頭部に多房性嚢胞性腫瘍が認められる（→）

■少なくともMRCPがfirst choiceではない場合

○膵癌，膵炎：原則としてCTがfirst choice（特に膵癌はダイナミックCTがfirst choice）

○胆嚢結石，胆嚢ポリープ：エコー検査がfirst choice

MRCPの禁忌

原則としてMRCP自体の禁忌というものはなく，MRI検査が禁忌の場合（心臓ペースメーカー，閉所恐怖症など）のみに限られる．ただし急性膵炎などで飲水禁の場合は，MRCP検査は可能でも既述の経口前処置薬投与は禁忌となる．

第10章 特殊なMRI撮像法

02 MRA

MRA（<u>M</u>agnetic <u>R</u>esonance <u>A</u>ngiography：MR血管撮影）は，MRI（<u>M</u>agnetic <u>R</u>esonance <u>I</u>maging：磁気共鳴画像）の種々の手法を用いて血管内腔を画像化すること，即ちAngiography（血管造影）のような画像を得る撮像法である．

MRAの撮像法

Gd（ガドリニウム）造影剤を使用する方法と使用しない方法があるが，大きくは① MRAの黎明期に登場した古典的な非造影MRA（TOF法，PC法），②造影MRA，③造影MRAの後に登場した新しい非造影MRAの3つに分類することができる．

①古典的な非造影MRA

■ TOF（time-of-flight）法

一般的に臨床で用いられているMRIは，水素の原子核（スピン）を画像化しているが，90度RFパルスや180度RFパルスなどを受けていない撮像領域外（これを非飽和領域と呼ぶ）のスピンが血流にのって撮像領域（90度RFパルスや180度RFパルスなどを受けている飽和領域）内に入ると，信号が上昇する（これをtime-of-flight効果と呼ぶ）．わかりやすくいうと，スピンは何も音がしない静かな領域から"ガンガンガン"とRFパルスを倒す音がするうるさい領域に入ったときに，ビックリして"ピカッ"と光る（信号が上昇する）のだ．この現象を利用したのがTOF（time-of-flight）MRAで，単に"ピカッと光る"ことを利用したいわば"アナログ系"のMRAだ．代表的にはウイリス輪や主要脳動脈を描出する頭部MRA検査で用いられている．

■ PC（phase contrast）法

歴史的にTOF法の次に登場したのがこのPC法である．TOF法

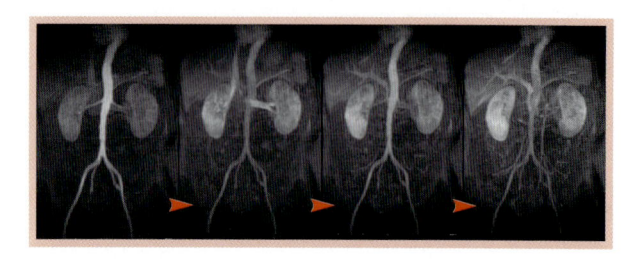

図1● 正常造影 MRA
血管造影のように"造影剤の流れ"として血行動態を追っていくことできる

が"アナログ系"の MRA であるのに対して，PC 法は"デジタル系"の MRA である．MRI の撮像領域では位置情報を取得するために傾斜磁場がかけられており，各々の位置の磁場の強さはある一定の方向に向かって徐々に変化している．スピンは磁場の強さに応じた速度で回転しており，同じ場所に留まっていれば一定時間後もその回転周波数は変わらないが，血流のようにスピンが移動している場合は一定時間後に違う強さの磁場に移動するため，その回転周波数は変化する．この回転周波数の変化を数学的に計算して特定の流速の血流を描出するのが PC 法である．TOF 法ほど汎用的には用いられていないが，TOF 法が不得意とする血流の遅い血管の描出や，血流の方向性（向き）を評価するときなどに用いられる．

②造影 MRA

頭頸部以外，即ち躯幹部にて現在最も汎用的に行われている撮像法がこの造影 MRA である．Gd 造影剤を経静脈性に注入し T1 強調画像を撮像することで，通常の血管造影のように血管内腔を流れ

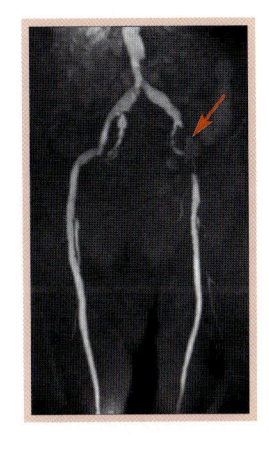

図2 ●閉塞性動脈硬化症(ASO)
左外腸骨動脈に閉塞像がみられる(→)．腹部大動脈の遠位や両側の腸骨動脈にも動脈硬化による口径不整所見が目立つ

る造影剤を描出する手法である．①で述べた古典的な非造影MRAと比較して，撮像時間が短いため呼吸停止下で撮像可能である．造影剤の流れを追っていくため血行動態の評価ができる（図1）．また古典的な非造影MRAと比較して渦流，乱流等の影響による信号低下（アーチファクト）を被りにくく，四肢の動脈閉塞/狭窄性疾患にも有用である（図2）．

③新しい非造影MRA

 造影MRAが主流となった後に幾つかの新しい手法による非造影MRAが登場した．これらの個々の撮像法に関する解説はかなり専門的になるので割愛するが，FBI (fresh blood imaging) 法（図3），NATIVE法，Time-SLIP (time-spatial labeling inversion pulse) 法，SSFP (steady-state free precession) 法などが

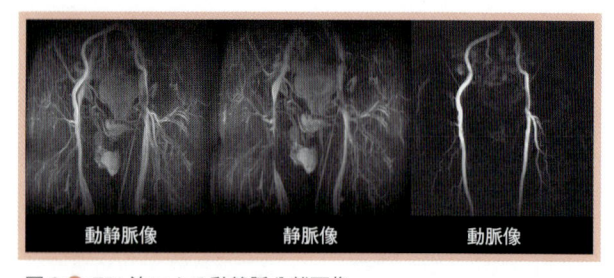

図3 ● FBI法による動静脈分離画像
心電図同期を行うことで動静脈像，静脈像がそれぞれ得られ，両者を差分することで動脈像が得られる

ある．包括医療の時代を迎えて，これらの方法は今後造影MRAに置き換わって主流になってくる可能性がある．

MRAの適応

非侵襲的に血管内腔が画像化できるという観点からは，すべての血管系疾患がMRAの適応であるといってもよいが，上述のごとくMRAには種々の撮像方法があるため，そのどの方法を選択するかという点は判断に迷う場合も少なくない．特に造影剤を使うか否かという点は主治医がMRA検査をオーダーする時点で判断しなければならないことも多く，疑問があれば検査をオーダーする前に放射線診断医に相談するとよい．また特に"③新しい非造影MRA"に関しては，使用装置によって施行可能な撮像法の種類も異なってくるため注意が必要だ．

第10章 特殊な MRI 撮像法

03 MR urography

　MR urography (Magnetic Resonance Urography：MR 尿路撮影) は，MRI (Magnetic Resonance Imaging：磁気共鳴画像) の手法を用いて尿路内腔を画像化すること，即ち IVU (intravenous urography：経静脈性尿路造影) のような画像を得る撮像法である．

MR urography の撮像法

　最も汎用的に用いられている撮像法は，MRCP と同様に非常に強い T2 強調画像 (heavily T2-weighted image) を撮像することで液体成分のみを強調し，尿を"天然の造影剤"として (外から造影剤を加えることなく) 尿路系の内腔像を作り出す方法である．少量の Gd 造影剤を静注し，T1 強調画像にて撮像する排泄性 MR urography (造影 MR urography) という方法も一部では試みられており，T2 強調 MR urography と比較して尿路排泄能を評価できるというメリットがあるが，しょせん IVU を超えることはできず，IVU とは全く異なる利点を有する T2 強調 MR urography の方が一般的には行われている．

MR urography の適応

　尿路系の形態診断は，一般には IVU (いわゆる IP：intravenous pyelography) にて十分に評価ができるため，通常はヨードアレルギーや腎機能障害のため IVU が施行できないケースを除けば，他の画像検査法の出る幕はないといっても過言ではない．しかし中等度以上の水腎症の症例では，例え検査値上は血清クレアチン等の上昇がなく IVU 検査が施行できても，患側の尿路は造影剤の排泄能が低下しているため全貌が描出されてこないことがある．このようなケースでは IVU よりも T2 強調 MR urography の方が明らかに良い適応となる．中等度以上の水腎症では尿管の蠕動も低下しているため動きのアーチファクトが少なく，拡張尿路は T2 強調

MR urography にて明瞭に描出されてくる（図1）.

経口前処置薬

MR urography でも MRCP と同様に，画像障害因子となる消化管内溶液の信号を消去するために，T2強調画像での信号を低下させるような前処置薬を経口投与することがある.

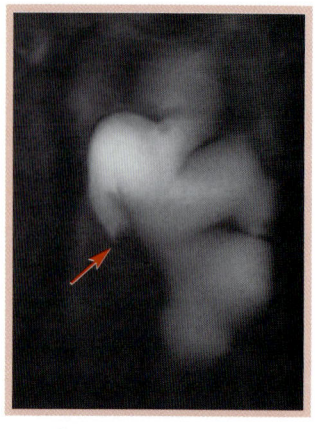

図1 ● MR urography
左尿管結石（→）により著明な水腎症が生じている．本例のような著明な尿路系の拡張は，造影剤を使用した IVU で描出することは（排泄能低下のため）難しく，MR urography の良い適応といえる

第10章 特殊なMRI撮像法

04 躯幹部拡散強調画像

躯幹部拡散強調画像にて悪性腫瘍の評価を行う撮像法は，ここ数年来のMRIのトピックスであり，別名DWIBS（diffusion-weighted imaging with background body signal suppression），diffusion MR PETgraphy，MRI-PETなどとも呼ばれている．その名前のごとくできあがった画像はPET（positron emission tomography）に類似しており，また一般には拡散強調画像を白黒反転（インバート）して表示するため，一見するとガリウムシンチのような画像でもある．実際の検査適応も悪性腫瘍や活動性炎症を評価するという点でPETやガリウムシンチに類似している．

拡散強調画像とは？

拡散強調画像は"水分子の拡散"を反映した画像であり，拡散が制限される〔見かけの拡散係数，即ちADC（apparent diffusion coefficient）が低下する〕と高信号となる．急性期脳梗塞が拡散強調画像にて高信号となるのは，急性期では細胞性浮腫のため細胞質がパンパンに膨化して，そこに閉じ込められた水分子の動きが制限されるためと説明されている．やがて脳梗塞が亜急性期に入ると，間質性浮腫に移行するため水分子の運動制限は解除され，拡散強調画像での信号も低下してくる．

躯幹部拡散強調画像で高信号を示す病態

症例の蓄積により最近では実に多くの疾患/病態が拡散強調画像にて高信号を呈することがわかってきているが，その機序は大きく3つに分類することができる．即ち①細胞性浮腫ないしそれに類似した病態，②細胞密度が非常に高い，③粘稠性が高い．

悪性リンパ腫や癌腫は②の機序で高信号となり，このことを利用して躯幹部拡散強調画像では悪性腫瘍の評価を行う．

③の"粘稠性が高い"の代表例として膿瘍と血腫があげられる．即ち躯幹部拡散強調画像では悪性腫瘍以外にも膿瘍や血腫（血栓）が高信号となるため，膿瘍の検索や下肢深部静脈血栓の評価などに躯幹部拡散強調画像が用いられることもある．

躯幹部拡散強調画像の利点

躯幹部拡散強調画像にて悪性腫瘍の評価を行う場合，PETやガリウムシンチと比べてどういう利点があるのであろうか？

■ PETとの比較

PETでは放射線被曝の問題が大きく，また装置の購入にはMRIよりも多額の設備投資が必要となる．またPETでは保険適応が厳しく全例が保険診療でできるわけではないが，躯幹部拡散強調画像では普通のMRI検査として施行するため保険適応は厳しくない．

悪性腫瘍の描出能にPETと躯幹部拡散強調画像のどちらが優れているかに関しては，症例によりケースバイケースの面もあり結論は出ていないが，裏を返すと躯幹部拡散強調画像はPETに優るとも劣らない診断能があるともいえる．

■ ガリウムシンチとの比較

ガリウムシンチではやはり放射線被曝の問題があり，また保険適応は厳しくないものの保険点数（診療コスト）が躯幹部拡散強調画像よりも高い．描出能の優劣に関しては，炎症性病変か腫瘍性病変かによっても異なり一概にはいえない．即ちガリウムシンチと躯幹部拡散強調画像のどちらを優先するかは症例によりケースバイケースである．

実際の臨床応用例

転移性肝腫瘍と肺癌の躯幹部拡散強調画像の症例を示す（図1，2）．いずれも腫瘍が選択的に明瞭に描出されており，躯幹部拡散強調画像が今後期待される分野であることがおわかりであろう．

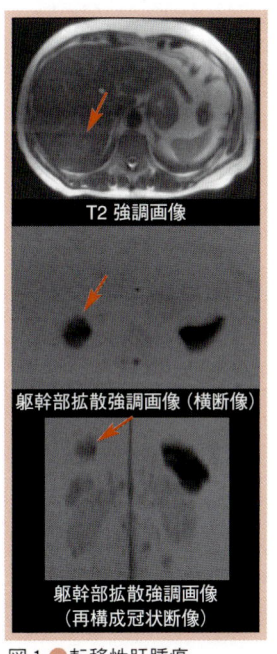

図1 ● 転移性肝腫瘍
肝後区域の腫瘍（→）が，T2強調画像よりも躯幹部拡散強調画像にてより明瞭に描出されている

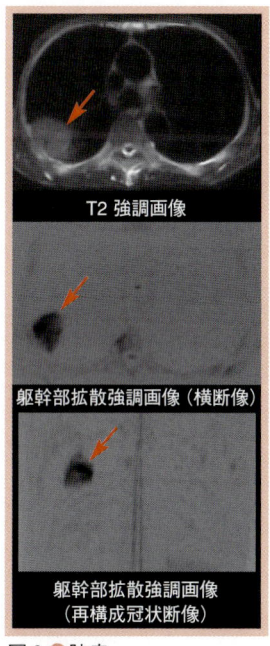

図2 ● 肺癌
右肺の腫瘍（→）が躯幹部拡散強調画像にて明瞭かつ選択的に描出されている

05 SPIO-MRI

第10章 特殊なMRI撮像法

　SPIO("エス・ピー・アイ・オー"あるいは"スピーオ"と発音)、即ち超常磁性酸化鉄(SuperParamagnetic Iron Oxide)は鉄剤を体内に投与し、肝、脾、リンパ節といった細網内皮系に取り込ませることでそれらのT2値を著明に短縮させ、T2強調画像(正式にはT2*強調画像)での信号を著明に低下させる。リンパ節などへの応用にはさらに粒子径が小さいUSPIO (ultrasmall superparamagnetic iron oxide)の方が有用であるため、一般的にSPIOは肝臓に使用されることが多い。

SPIOの種類

　現在市販されているSPIOには2種類ある。即ち栄研化学/田辺製薬のフェリデックス®、日本シェーリング(2007年7月よりバイエル薬品)のリゾビスト®である。フェリデックス®は点滴静注にてゆっくりと投与する必要があるが、リゾビスト®はワンショット静注が可能である。

SPIO-MRIの適応

　主な適応は肝臓の腫瘍性病変である。特に以下の2点の診断において威力を発揮する。

①転移性肝腫瘍の有無や個数の診断

②肝細胞癌に対するPEIT (percutaneous ethanol injection therapy)など経皮治療後や門脈圧亢進症を伴う慢性肝疾患の症例におけるダイナミックスタディでの機能性の早期濃染像(血流シャントによる偽病変)とviableな肝細胞癌との鑑別

　パラメータを細かく調整すると肝血管腫の鑑別にSPIO-MRIが有用との報告もみられるが、肝血管腫はダイナミックCTやダイナミ

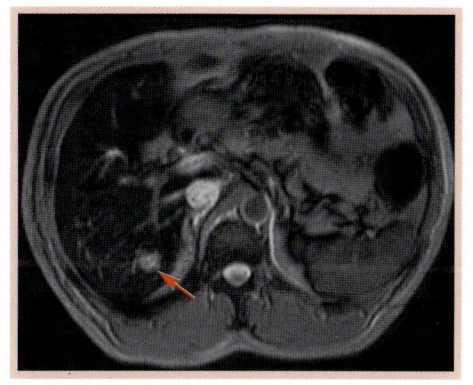

図1 ● 転移性肝腫瘍
SPIO 投与後の T2* 強調画像にて，肝 S6 に転移結節が明瞭に描出されている（→）

ック MRI，エコー検査などにて十分に診断できるため，SPIO-MRIが first choice という訳ではない．

SPIO-MRI に適した撮像法〜 T2* 強調画像

通常の T2 強調画像はスピンエコー系の撮像法を用いて 180 度 RF パルスにてスピンの位相を補正しているが，グラジェントエコー法を用いて 180 度 RF パルスを使わないで T2 強調の撮像を行うと T2* 強調画像となる．一般に SPIO の MRI ではこの T2* 強調画像が最も診断能が高い（図1）．T2* 強調画像は磁場の不均一に最も敏感なため，SPIO を取り込んだ細網内皮系は非常に信号がよく落ちるからである．

第 10 章 ● 特殊な MRI 撮像法

● 附　表 ●

ヘモグロビンの化学変化に伴う血腫の信号強度の変化

	出血からの時期	T1強調画像	T2強調画像
オキシヘモグロビン	〜数時間	等〜低信号	等〜高信号
デオキシヘモグロビン	数時間〜数日	等〜低信号	低信号*
メトヘモグロビン（細胞内）	数日〜数週	高信号*	低信号*
メトヘモグロビン（細胞外）	数週〜数カ月	高信号*	高信号*
ヘモジデリン	約2週間以降	等〜低信号	著明な低信号*

＊：特に記憶すべき重要な信号パターン

　血腫は出血後，経時的に信号強度が変化していくが，それはヘモグロビンが化学変化を起こすことによる．栓を開けた後のワインが酸化して不味くなっていくように，血腫は空気に触れることで酸化していき，ヘモグロビンの化学的性状が変化していく．出血直後はオキシヘモグロビンで，その後は順にデオキシヘモグロビン，赤血球内（細胞内）メトヘモグロビン，赤血球外（細胞外）メトヘモグロビンと変化していく（メトヘモグロビンの時期において赤血球の細胞膜が壊れてヘモグロビンが外に飛び出すため，メトヘモグロビンには赤血球内と赤血球外の両方の時期が存在する）．これらのヘモグロビンが変化する時期は，表のごとく出血後数時間，数日，数週，数カ月と覚えるとよい．また血腫内部のヘモグロビンの変化とは別に，出

血後2週間程度経つと血腫の辺縁部にヘモジデリンによるT2強調低信号の線状域が出現する（正確には血腫の被膜にヘモジデリンを貪食したマクロファージが出現する）．

　血腫の大きさがある程度以上ある場合，ヘモグロビンの変化は一度に血腫全体に起こるのではなく，空気（酸素）に接している外側から化学変化（酸化）が起こる．よって例えば外側がメトヘモグロビンで内側がデオキシヘモグロビンといった同心円状を呈することも多い．

　また出血直後（オキシヘモグロビンの時期）には，基本的にはCTでのhigh densityにて血腫であることの診断がなされるため，MRIが血腫の診断において重要な役割を果たすのはデオキシヘモグロビン以降である．表において特に重要な信号パターンには*印を付したので，この部分を中心に理解してほしい．

　また表の信号パターンからわかるように，T2強調低信号の血腫の方がT1強調高信号の血腫よりも出血からの時期が少し新しい．

● 参 考 書 籍 ●

1) 『腹部の MRI』（荒木 力／編），メディカル・サイエンス・インターナショナル，東京，2000

2) 『肝胆膵領域の画像診断』（今井 裕／編），臨床放射線 49-11，金原出版，東京，2004

3) 『改訂版 MRI 応用自在』（蜂屋順一／監，高原太郎，扇 和之／編），メジカルビュー社，東京，2004

4) 『ここまでわかる急性腹症の CT』（荒木 力／著），メディカル・サイエンス・インターナショナル，東京，2002

5) 『骨盤臓器の MRI 診断』（杉村和朗／著），医学書院，東京，1993

6) 『婦人科 MRI アトラス』（今岡いずみ，田中優美子／編），秀潤社，東京，2004

索引

※複数ページに出現する語句では，主な解説がされているページを**太字**で示しています

数字

3層構造 **180**, 182
180度RFパルス 217

欧文

A～B

ACDK 109
acquired cystic disease of the kidneys 109
acquired renal cyst 109
acquired renal cystic disease 108, 109
acute cholecystitis 50
ADC 213
adenoma malignum 155
adenomyomatosis 86
adenomyosis 142
adhesive ileus 120
ADPKD 81
adrenal metastasis 40
adult type polycystic disease 81
AML 77
amyloid 23
angiomyolipoma 76, 77
apparent diffusion coefficient 213
ARCD 108, 109
ASO 209
ASRM 153
autosomal dominant polycystic kidney disease 81
Bartholin's gland cyst 186
benign prostatic hypertrophy 126
Bertin's column 101
bicornuate uterus 152
bladder carcinoma 124
bladder diverticulum 124
bone metastasis 170
Bosniak 分類 73
BPH 126
Brenner 腫瘍 149
bronchogenic cyst 35
bull's eye sign 65

C～D

Cantlie 線 68
capillary lymphangioma 89
caput medusae 71
carcinoma in situ 181
Caroli 病 43
cavernous lymphangioma 89
cavernous transformation 71
CBD stone 44
cellular leiomyoma 147
central satellite scar 37
central zone 127
chocolate cyst 167
cholangioma 38, 39
choriocarcinoma 195
cicatricial ventral hernia 114
CIS 181
C-loop 96
common channel 99
cystic Grawitz tumor 73
cystic lymphangioma 89
dB 27
dB/dt 26
Denonvillier 筋膜 137
dermoid cyst 22, 163, **164**
dermoid nipple 165
DES 153
destructive spondyloarthropathy 109
diffusion MR PETgraphy 213
diffusion-weighted imaging with background body signal suppression 213
Douglas 窩 137
dromedary hump 101
DSA 109

索引 221

duct-penetrating sign 97	Gd 造影剤 **15**, 211	intraductal papillary mucinous neoplasm 95
duplication of renal pelvis and ureter 112	gestational trophoblastic disease 195	intrahepatic bile duct stone 90
DWIBS 213	gluteus maximus muscle 116	intravenous pyelography 211
	gluteus medius muscle 116	intravenous urography 105, **211**
E〜G	gluteus minimus muscle 116	invasive mole 194, 195
ejaculatory duct cyst 139	gradient-echo 法 65	IP 211
endometrial carcinoma 182, 183		IPMN 94, 95
endometrial cyst 22, **166**	**H〜K**	IPMT 95
ERCP 202	Hasselbach 三角 157	IVU 105, **211**
esophageal duplication cyst 35, 62	HCC 66	junctional zone 180
extrarenal pelvis 100	hCG 195	k-ras 遺伝子 204
FBI 210	heavily T2-weighted image 202, 211	Krukenberg 腫瘍 **144**, 145, 149
FBI 法 209	hematometra 199	
fetal lobulation 101	hematospermia 135	**L〜N**
fibroma 23	hemosiderin 23	linea alba 115
FIGO 分類 **179**, 181, 183	hepatic hemangioma 48	linea semilunaris 115
flow-void **38**, 102, 195	hepatocellular carcinoma 66	lipoleiomyoma 147
FNH 36	hepatofugal 71	Littre 型ヘルニア 157
focal nodular hyperplasia 37	hepatopetal 71	liver cirrhosis 68
focal renal parenchymal thinning 56	horseshoe kidney 58	liver cyst 42
fresh blood imaging 法 209	hydatidiform mole 195	lower moiety 113
functional cyst of the ovary 174	hydrometra 198, 199	lymphangioma 89
gallbladder carcinoma 52	hydronephrosis 104	lymphocele 118, 119
Gamna-Gandy body 69	hypertrophied Bertin's column 101	lymphocyst 118, 119
GB stone 44	IHBD stone 90	Magnetic Resonance Angiography 207
Gd **23**, 207	immature teratoma 163	Magnetic Resonance Cholangiopancreatography 202
Gd^{3+} 15	immature teratoma of the ovary 162	Magnetic Resonance Imaging 20
	inguinal hernia 156	malignant lymphoma 78

malignant lymphoma of the uterus	196	
mature cystic teratoma	165	
MCT	95	
MDA 分類	153	
Meckel 憩室	157	
melanin	24	
melanotic type	197	
meningeal cyst	116	
mesenteric cyst	89	
metastatic liver tumor	64	
Mn	23	
mobile spherule	165	
MRA	207	
MRCP	32, **202**	
MRCP, ERCP との比較	202	
MRCP の適応	204	
MRI	**20**, 202	
MRI-PET	213	
MRI vs. CT	29	
MRI の安全性	25	
MRU	105	
MR urography	55, 105, 113, **211**	
MR urography の適応	211	
MR 胆道膵管撮影	202	
mucinous cystadenoma	188	
mucinous cystic tumor	95	
Müllerian duct cyst	139	
Müller 管の発生異常	153	
Nabors 分類	117	

nabothian cyst	**154**, 187	
NATIVE 法	209	
nerve root diverticula	117	
neurenteric cyst	35	
neurovascular bundle	138	
Nuck's canal hydrocele	158	
Nuck 管	159	
Nuck 管水瘤	158, 159	

O〜R

occult intrasacral meningocele	117	
OHSS	145	
omental cyst	88	
oncocytoma	75	
ovarian carcinoma	178	
ovarian hemorrhage	190	
ovarian hyperstimulation syndrome	145	
palm tree appearance	165	
pancreas carcinoma	46	
pancreas divisum	205	
paraovarian cyst	150	
parapelvic cyst	54	
partial volume 効果	131	
PCK	80	
PCO	145	
PC 法	**207**, 208	
pedicle	108	
pelvic diaphragm	176	
pelvic hematoma	168	

peribiliary cyst	43, **92**, 93, 187	
pericardial cyst	34, 35	
periductal gland	93	
perineural cyst	117	
peripheral zone	127	
peritoneal inclusion cyst	189	
peritoneal mesothelioma	177	
peritonitis carcinomatosa	176	
PET	213, **214**	
Peutz-Jeghers 症候群	155	
phase contrast 法	207	
placental site trophoblastic tumor	195	
polycystic kidney	80	
polycystic liver	43	
polycystic ovary	145	
portal hypertension	70	
positron emission tomography	213	
primary aldosteronism	102	
primary sclerosing cholangitis	107	
prostatic carcinoma	126	
prostatic cyst	138	
protein-rich	22, 24	
PSC	106, 107	
PSTT	195	
pyometra	199	
Ra	137	
ranula	187	
RAS	87	

Rb	137	
RCC	74	
rectal carcinoma	132, **136**	
renal cell carcinoma	74	
renal cyst	72	
retention cyst	93, 139, **187**	
Richter 型ヘルニア	115, **157**	
Robson 分類	75	
Rokitansky-Aschoff sinus	87	
Rokitansky protuberance	165	
Rs	137	

S〜T

sandwich sign	79
SAR	27
seminal vesicle	122
seminal vesicle cyst	122
seminal vesicular hemorrhage	134
shading	167
sigmoid colon carcinoma	130
signal-void	38
simple renal cyst	73
snowstorm	195
specific absorption rate	27
Spieghel 線	115
spinal canal	106
SPIO	37, **65**
SPIO-MRI	216
splenomegaly	70
spleno-renal shunt	71
spoke-wheel パターン	37
SSFP 法	209
steady-state free precession 法	209
stromal ring	181
submucosal myoma	146
subserosal myoma	184
superparamagnetic iron oxide	37, 65, **216**
surface effect	23
S 状結腸	56
S 状結腸癌	130
T	27
T1	20
T1 強調画像	20
T1 強調画像で高信号を呈するもの	21
T2	20
T2 強調 MR urography	211
T2 強調画像	20
T2 強調画像で低信号を呈するもの	23
T2 強調低信号の充実性卵巣腫瘤	148
T2* 強調画像	65, 69, 216, **217**
target sign	65
Tarlov cyst	117
tesla	27
thymic cyst	35
time-of-flight 効果	207
time-of-flight 法	207
Time-SLIP 法	209
time-spatial labeling inversion pulse 法	209
TNM 分類	75
TOF 法	207
transition zone	127
Treiz 靭帯	46
T 型子宮	153

U〜W

ultrasmall superparamagnetic iron oxide	216
upper moiety	113
USPIO	216
uterine cervix carcinoma	180
uterus	164
utricle cyst	139
vagina	168
washout	67
Weigert-Meyer の法則	113

和　文

あ

悪性黒色腫	197
悪性腫瘍	213
悪性腺腫	**155**, 197
悪性リンパ腫	78, 79, 197, 213
アミロイド	23
アミロイド沈着	122
胃角部	40
胃穹窿部	40
移行域	127

胃-食道静脈瘤	71	
胃前庭部	46	
胃体部	40	
胃底部	40	
イレウス	121	
永久磁石型MRI	20	
液体ヘリウム	28	
エストロゲン産生腫瘍	149	
エネルギー保存の法則	26	
塩化マンガン四水和物	202	
遠肝性	71	
オープンMRI	20	
横隔膜脚	104	
横行結腸	56	
黄体	174	
黄体化過剰反応	145	
黄体嚢胞	175	
横断像	33, 59, 61, 111, 129, 141, 161	
オキシヘモグロビン	169	
オンコサイトーマ	75	

か

外性子宮内膜症	167	
外腺	31	
外側脚	41	
外側区域腫大	69	
外鼠径ヘルニア	157	
回転周波数	208	
潰瘍性大腸炎	107	
化学性腹膜炎	165	
下行結腸	56	
下垂体後葉	23	
褐色細胞腫	83, 103	

ガドリニウム	23, 207	
下半身	113	
ガマ腫	187	
鎌状間膜	66	
ガリウムシンチ	213, 214	
顆粒膜細胞腫	149	
枯れ枝状	107	
肝円索	44	
肝血管腫	48, 49	
肝硬変	68, 69, 71	
癌再発	133	
肝細胞癌	66, 67	
間質性浮腫	213	
癌腫	213	
冠状断像	59, 85	
癌性腹膜炎	176, 177	
肝動脈相	67	
肝内結石	90, 91	
肝内胆管癌	38, 39	
肝嚢胞	42, 43	
機械的イレウス	121	
気管支原性嚢胞	35	
奇静脈	36	
寄生虫性嚢胞	43	
機能性嚢胞	165, 175	
機能的イレウス	121	
弓状子宮	153	
弓状線	115	
急性期脳梗塞	213	
急性胆嚢炎	45, 50, 51	
胸腺嚢胞	35	
共通管	99	
莢膜細胞腫	149	
キレート化合物	15	
金属イオン	23	
筋肉	82	

クエン酸鉄アンモニウム	202	
クエンチ	27	
躯幹部拡散強調画像	213	
クッシング症候群	103	
グラジェントエコー法	217	
経口前処置薬	202, 212	
憩室ヘルニア	157	
傾斜磁場	26, 208	
経静脈性尿路造影	59, 105, 211	
茎捻転	165	
頸部周質	180	
結核性腹膜炎	177	
血管筋脂肪腫	75, 77	
血腫	214	
血腫の信号変化	169	
血精液症	135	
結節性硬化症	77	
血栓	214	
限局性結節性過形成	36	
限局性腎実質菲薄化	56	
原発性アルドステロン症	102, 103	
原発性硬化性胆管炎	106, 107, 205	
向肝性	71	
後腎組織	123	
後天性腎嚢胞	109	
後腹膜線維症	105	
硬膜外嚢胞	117	
硬膜内嚢胞	117	
肛門	137	
肛門管	137	
肛門挙筋	176	
絞扼性イレウス	121	

骨転移	170, 171
骨盤隔膜	176
骨盤血腫	168
コメットエコー	87
混合型	95

さ

再生結節	69
左胃動脈	72
細胞性浮腫	213
細胞密度	213
左卵巣	190
酸素ボンベ	25
サンドイッチサイン	79
磁化	20
磁気共鳴画像	**20**, 202
子宮	164
子宮悪性リンパ腫	196
子宮外妊娠	171
子宮筋腫	147
子宮頸癌	180, 181
子宮腺筋症	142, 143
子宮体癌	182, 183
子宮低形成	153
子宮内膜癌	183
子宮内膜症	143
子宮粘膜下筋腫	146
子宮瘤血腫	199
子宮瘤水腫	198, 199
子宮瘤膿腫	199
自己免疫性膵炎	107
矢状断像	59, 173, 193
静かな MRI	27
磁場強度変化率	26
磁場時間変化率	26
脂肪変性	67
射精管嚢胞	139

縦隔の嚢胞性腫瘤	35
十二指腸下行脚	46
十二指腸球部	46
十二指腸上行部	46
十二指腸上部	46
十二指腸水平脚	46, **80**
絨毛癌	195
絨毛性疾患	195
絨毛組織	171
主膵管型	95
出血変性	67
腫瘤形成性膵炎	96, 97
消化管重複嚢胞	35, **63**
上行結腸	56
上行腰静脈	36
小室嚢胞	139
上腸間膜静脈	74
上腸間膜動脈	74
小殿筋	116
常電導装置	20
上半腎	113
漿膜下筋腫	184, 185
漿膜下浮腫	51
静脈瘤	71
食道重複嚢胞	35, **62**
腎外腎盂	100, 101
シングルショット撮像	121
神経因性膀胱	105
神経血管周囲束	138
神経腸管嚢胞	35
腎血管筋脂肪腫	76
腎梗塞	57
腎細胞癌	74, 75
腎軸	59
心臓ペースメーカー	206
腎動脈	59

侵入奇胎	194
腎・尿路の正常バリエーション	101
腎嚢胞	72
腎の嚢胞性腫瘤	73
腎の皮髄境界	76
腎杯	59
深部静脈血栓	214
心不全	51
心膜嚢胞	34, 35
膵炎	206
膵癌	**46**, 47, 206
膵管内乳頭状粘液産生腫瘍	94
膵鉤部	52
水腎症	55, **104**, 105
膵臓相	47
水素の原子核	207
膵胆管合流異常	**98**, 99, 205
膵頭部	48
水平部	42
髄膜嚢胞	116
水様帯下	155
ステント留置	204
スピン	207, **208**
静音化機構	27
精索水瘤	159
成熟嚢胞性奇形腫	165
正中腹壁ヘルニア	115
精嚢	**122**, 134
精嚢出血	134
精嚢嚢胞	122
赤色変性	147
脊椎管	106
線維腫	23, 149, 165
前庭部	40

先天性胆道拡張症	205	胆囊癌	52, 53	転移性肝腫瘍	
前立腺	**127**, 138	胆囊結石	**44**, 205, 206		64, 65, 215
前立腺癌	31, **126**, 127	胆囊腺筋腫症	86, 87	転移性骨腫瘍	171
前立腺嚢胞	138, 139	胆囊の腫大	45	転移性副腎腫瘍	40, 41
前立腺肥大	126	胆囊壁漿膜下浮腫	51	電磁波エネルギー	26
前立腺肥大症	31	胆囊ポリープ	206	電磁波パルス	26
造影 MRA	208	遅延相	67	特殊な肝嚢胞性疾患	43
造影 MR urography	211	腟	168	**な**	
騒音	27	中隔子宮	153	内外腹斜筋	112
双角子宮	152, 153	中心域	127	内腺	31
総肝動脈	72	中心性壊死	65	内側脚	41
早期相	67	中殿筋	116	内鼠径ヘルニア	157
総胆管結石	32, **44**, 205	腸間膜腫	89	内鼠径輪	157
総胆管嚢胞	205	腸重積	63	内腹斜筋	112
側腹壁ヘルニア	115	超常磁性酸化鉄	37, **65**	内膜症性嚢胞	
鼠径ヘルニア	156	超電導状態	28		22, 145, 149, **166**, 167
存続絨毛症	195	超電導装置	20	ナボット嚢胞	
た		腸内容	78		**154**, 155, 187
胎児分葉	101	重複子宮	153	難聴	27
大腿輪	157	重複腎盂尿管	112	二次性副甲状腺機能亢進症	109
大腿ヘルニア	157	重複嚢胞	63	尿管芽	123
大腸癌	131	腸閉塞	121	熱エネルギーの蓄積	27
大殿筋	116	腸壁ヘルニア	115, **157**	粘液性嚢胞腺腫	188
大網膜腫	88	腸腰筋	118	粘稠性	213, **214**
縦緩和時間	20	聴力障害	27	脳動脈瘤	81
多嚢胞肝	43	直腸	137	嚢胞性腎癌	73
多嚢胞腎	**80**, 81, 93	直腸癌	133, **136**	嚢胞腺癌	43
単角子宮	153	直腸癌再発	132	嚢胞腺腫	43, **189**
胆管周囲腺	93	チョコレート嚢腫	145	膿瘍	214
胆管周囲嚢胞		チョコレート嚢胞	167	**は**	
	43, **92**, 187, 205	貯留嚢胞		肺癌	215
胆囊性過誤腫	43		93, 139, 155, **187**	ハイスターらせん弁	98
単純性イレウス	121	椎弓根	108	排泄性 MR urography	
単純性腎嚢胞	73	低アルブミン血症	51		211
胆囊管	98	デオキシヘモグロビン	**169**, 191		
		鉄沈着	69		

索 引 227

背側枝	59	平衡相	67	門脈臍部	66
破壊性脊椎関節症	109	閉鎖管	157		
馬蹄腎	58	閉鎖孔	157	**や**	
馬尾	106	閉鎖孔ヘルニア	157	幽門輪	40, 46
白線	115	閉所恐怖症	206	癒着性イレウス	120, 121
白線ヘルニア	115	閉塞性黄疸	47	横緩和時間	21
パラレルイメージング	15	閉塞性動脈硬化症	209		
バルトリン腺嚢胞	186	ヘモグロビンの変化	169	**ら**	
半奇静脈	36	ヘモジデリン	23, **169**	卵巣	162, **174**
半月状線	115	ベルタン柱	101	卵巣癌	178, 179
非機能性腺腫	103	辺縁域	127	卵巣機能性嚢胞	174, 175
脾腫	69, **70**, 71	ポースデル®	202	卵巣甲状腺腫	149
脾臓	66	膀胱癌	124, 125	卵巣腫大	190
非造影 MRA	209	膀胱憩室	124, 125	卵巣出血	190, 191
肥大ベルタン柱	101	傍臍静脈	44	卵巣腫瘤の茎捻転	165
脾動脈	72	傍臍静脈の再開通	71	卵巣線維腫	149
非飽和領域	207	胞状奇胎	195	卵巣嚢胞腺腫	189
表面効果	23	傍腎盂嚢胞	54, 55	卵巣未分化奇形腫	162
ファラデーの法則	26	傍神経節腫	82, 83	卵胞	162, **174**, 190
フェーズドアレイコイル	15	傍卵巣嚢胞	150, 151	卵胞嚢胞	175
フェリセルツ®	202	飽和領域	207	リゾビスト®	216
フェリデックス®	216	保険適応	214	瘤血腫	199
腹横筋	112	保険点数	214	瘤水腫	199
腹腔動脈	**72**, 74			瘤膿腫	199
複雑性イレウス	121	**ま**		稜	41
副腎	41	麻痺性イレウス	121	両側性卵巣腫瘤	145
副腎機能性腫瘍	103	マンガン	23	リンパ管腫	89
腹側枝	59	慢性肝疾患	51, 93	リンパ嚢腫	118, 119
腹直筋	112	慢性腎盂腎炎	57	類内膜腺癌	167
腹壁瘢痕ヘルニア	114	見かけの拡散係数	213	類皮嚢腫瘤	22, 145, 163, **164**, 165
腹壁ヘルニア	115	未分化奇形腫	163		
腹膜鞘状突起	159	ミュラー管嚢胞	139	類皮嚢胞腫の悪性転化	163
腹膜反転部	137	明細胞腺癌	167	ロキタンスキー・アショフ洞	87
分枝型	95	メトヘモグロビン	169		
分枝膵管	204	メラニン	23, **197**		
		門脈圧亢進症	70, 71		
		門脈横部	42		

正常画像と並べてわかる
腹部・骨盤部 MRI
ここが読影のポイント

2007年6月1日　第1刷発行

編集	扇　和之，横手宏之
発行人	一戸 裕子
発行所	株式会社　羊　土　社
	〒 101-0052
	東京都千代田区神田小川町 2-5-1
	神田三和ビル
	TEL　　03 (5282) 1211
	FAX　　03 (5282) 1212
	E-mail：eigyo@yodosha.co.jp
	URL：http://www.yodosha.co.jp/
装幀	関原直子
印刷所	株式会社　平河工業社

ISBN978-4-7581-0630-6

本書の複写権・複製権・転載権・翻訳権・データベースへの取り込みおよび送信（送信可能化権を含む）・上映権・譲渡権は，（株）羊土社が保有します．

JCLS ＜（株）日本著作出版管理システム委託出版物＞　本書の無断複写は著作権法上での例外を除き禁じられています．複写される場合は，そのつど事前に（株）日本著作出版管理システム（TEL 03-3817-5670, FAX 03-3815-8199）の許諾を得てください．

羊土社の大好評書籍

チェックシートで重要事項をすぐ確認 & 白衣に入るポケットサイズ!

麻酔科研修チェックノート 改訂第2版

書き込み式で研修到達目標が確実に身につく!

著／讃岐美智義

先輩もみんなこの本で学んできました…!

指導医にも役立つ1冊です!

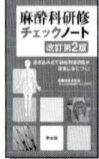

- 定価（本体3,200円＋税）　B6変型判　382頁
- ISBN 978-4-7581-0568-2

循環器内科研修チェックノート

書き込み式で研修到達目標が確実に身につく!

編集／並木 温

研修医が身に付けるべき循環器疾患の診療・手技・薬剤を凝縮!

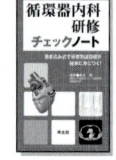

- 定価（本体3,600円＋税）　B6変型判　341頁
- ISBN 978-4-7581-0569-9

酸塩基平衡、水・電解質が好きになる

簡単なルールと演習問題で輸液をマスター

著／今井裕一

ややこしい計算なしで簡単・的確に輸液ができる!目からウロコのルールを伝授

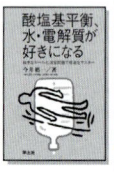

- 定価（本体2,800円＋税）　A5判　202頁
- ISBN 978-4-7581-0628-3

日本救急医学会 ICLSコースガイドブック 改訂第2版
Immediate Cardiac Life Support

編集／日本救急医学会ACLSコース企画運営委員会
ICLSコースガイドブック作成ワーキング
監修／平出敦
著／石見 拓（ワーキング代表）、小林正直、杉浦立尚、奥寺 敬、丹下大祐、早川峰司、山畑佳篤

新ガイドラインに対応した内容で、より実践に即した形にブラッシュアップ!

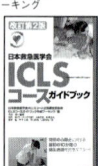

- 定価（本体 2,500円＋税）　B6変型判　110頁
- ISBN 978-4-7581-0625-2

発行 羊土社

ご注文は最寄りの書店、または小社営業部まで

〒101-0052 東京都千代田区神田小川町2-5-1 神田三和ビル
TEL 03(5282)1211　FAX 03(5282)1212　郵便振替00130-3-38674
E-mail：eigyo@yodosha.co.jp　URL：www.yodosha.co.jp

羊土社の大好評書籍

治療薬・治療指針ポケットマニュアル 2007

医師・研修医，薬剤師の方にもおすすめ！

監修／梶井英治
編集／小谷和彦
　　　朝井靖彦

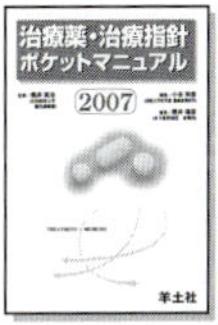

診療＋薬選択＋投薬のコツがわかる！

携帯に便利なポケットサイズ

- 定価（本体4,300円＋税）
- A6判
- 822頁
- ISBN 978-4-7581-0621-4

日常診療のよろずお助け Q&A 上級編

研修医の指導から臨床現場のあらゆる疑問まで，ポストレジデントの「困った」に答えます！

編著／林　寛之
著／太田　凡
　　岩田充永

一歩上をめざす研修医にもオススメです

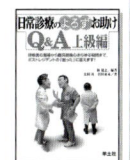

- 定価（本体3,800円＋税）
- A5判
- 252頁
- ISBN 978-4-7581-0631-3

改訂第2版 これだけは知っておきたい 医療禁忌

診察・投薬・処置時の禁忌事項の根拠と対策

監修／三宅祥三
編集／長田　薫

こんな方におすすめです
- 研修医をはじめとする若手医師
- プライマリケアに携わる医師
- リスクマネジメントに関わるすべての方

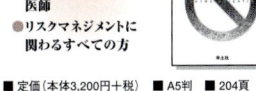

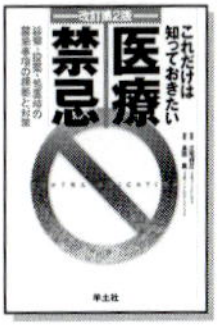

- 定価（本体3,200円＋税）
- A5判
- 204頁
- ISBN 978-4-7581-0624-5

日常診療虎の巻！

対応の大事　他25名

著／中島　伸

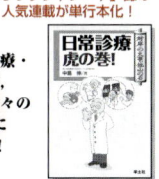

「レジデントノート」誌の人気連載が単行本化！

救急から日常診療・プレゼンまで，医師が出会う日々の「困った」にズバリ回答！

- 定価（本体2,800円＋税）
- A5判
- 223頁
- ISBN 978-4-7581-0629-0

発行／羊土社
〒101-0052 東京都千代田区神田小川町2-5-1 神田三和ビル
TEL 03(5282)1211　FAX 03(5282)1212
E-mail:eigyo@yodosha.co.jp　URL:http://www.yodosha.co.jp/

ご注文は最寄りの書店，または小社営業部まで
郵便振替00130-3-38674

できる！画像診断入門シリーズ

●シリーズの特徴●

画像診断に携わる医師必携

約800点の画像で鑑別ポイントが一目瞭然！

鑑別疾患の画像が豊富！

骨軟部 画像診断の
ここが鑑別ポイント
編集／福田国彦

■定価（本体4,800円＋税） ■B5判 ■244頁 ■ISBN 978-4-7581-0671-9

胸部 画像診断の
ここが鑑別ポイント
編集／酒井文和

■定価（本体4,800円＋税） ■B5判 ■262頁 ■ISBN 978-4-7581-0770-9

腹部・
骨盤部 画像診断の
ここが鑑別ポイント
編集／桑鶴良平

■定価（本体4,800円＋税） ■B5判 ■222頁 ■ISBN 978-4-7581-0769-3

頭部 画像診断の
ここが鑑別ポイント
監修／土屋一洋
編集／土屋一洋，大久保敏之

■定価（本体4,800円＋税） ■B5判 ■263頁 ■ISBN 978-4-7581-0768-6

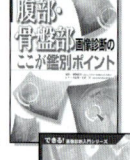

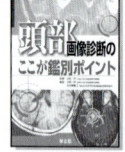

発行　羊土社

〒101-0052
東京都千代田区神田小川町2-5-1 神田三和ビル
TEL 03(5282)1211　　FAX 03(5282)1212
E-mail：eigyo@yodosha.co.jp　URL：http://www.yodosha.co.jp/

ご注文は最寄りの書店、または小社営業部まで

郵便振替00130-3-38674